JN092694

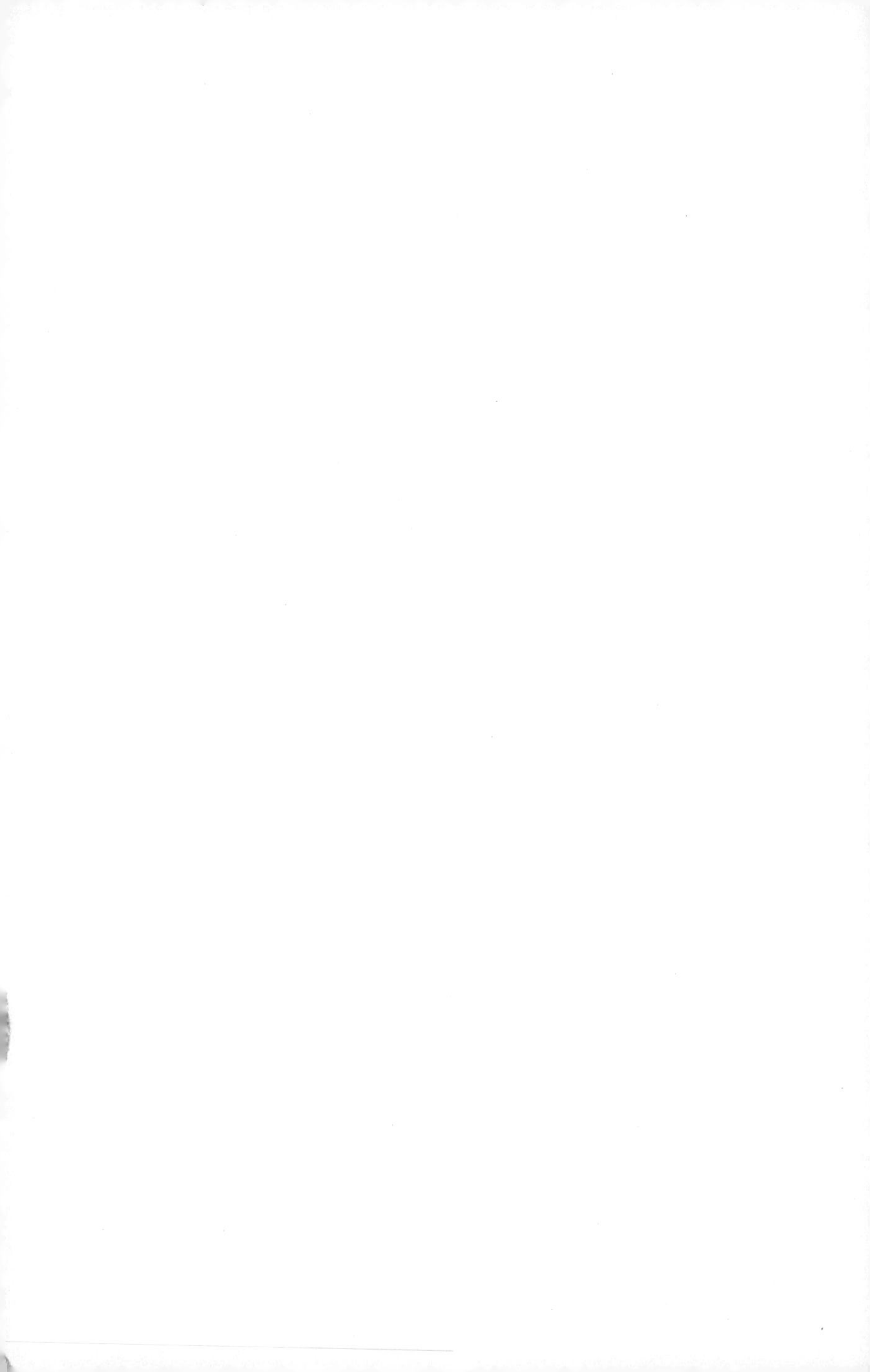

イライラ、不安、無気力、トラウマ…

負の感情がラクになる

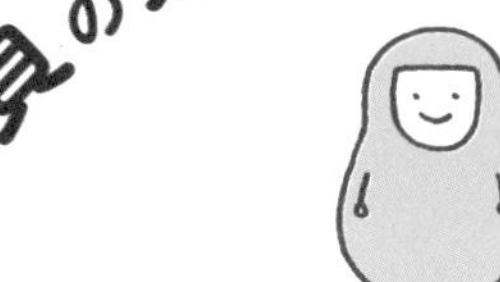

吉里恒昭

「ポリヴェーガル理論」がやさしくわかる本

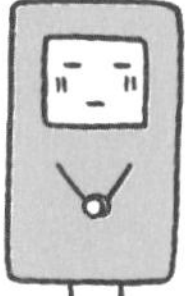

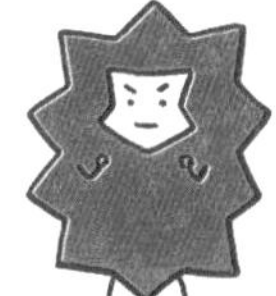

Polyvagal Theory

日本実業出版社

はじめに

この本を手に取っていただいてありがとうございます。あなたは、どんなことを期待して今この本を読んでいるのでしょう。「ポリヴェーガル理論」というキーワードが気になりましたか？　何かの悩みを解決したくてヒントをお探しですか？　あるいは心理学やカウンセリングに興味を持っている人もいるかもしれませんね。

いずれにしても、今読んでいる「あなたに少しでも〝役立つ〟本にしたい」という想いからこの本を書きました。

「役立つ」とは、ある目的や目標を達成するために、良い効果をもたらすと思ったときに使う言葉です。雨が降ったときに役立つ道具、勉強がスムーズにできるために役立つツール、などがありますよね。それと同じように、本書が皆さんのお悩みに役立つことができれば大変嬉しく思います。

役立つ道具として本書で紹介したいものは、**「ポリヴェーガル理論」という新しい自律神経理論をベースにした「考え方」です。**あなたの悩みの解決や生き方に役立つと思うので紹介したいのです。

この本を書くことに至った経緯について紹介します。改めまして、私は吉里恒昭と申します。22年前から心療内科で勤務する臨床心理士（カウンセラー）です。メンタル疾患（例えば、うつ病、依存症、不安症、トラウマ症状）を抱えている人が、健康を回復するためのサポートを行なっています。

心療内科は、「心の病院」や「心の病を治すところ」と思われがちです。しかし、このように思われることで誤解をしている人が多いとも感じています。心療内科をこのように表現すると、患者さんも「心を治さないといけない」「自分の考え方や性格を治さないといけない」「自分の努力が足りないから心が病んだ」などと思い込んでしまうケースがよくあるのです。

実はそんなことはありません。「病んだ心を直接治療するから心が治る」のではありませんし「心を治さないといけないほどその人の心がおかしい」わけでもありません。実際は「心や性格を治す」というよりは、**「その人の体が整うと、体にエネルギーが戻り、脳の状態が整って、結果的に心が回復してくる」**というようなことが現場ではよく起こるのです。

この**「心と体の関連性」**や**「メンタルヘルスの回復」に関して説明するのに役立つのが「ポリヴェーガル理論をベースにした考え方」なのです。**

私は2017年にポリヴェーガル理論に出会いました。最初出会ったときの感想は「正直言って難しいけど、何か私が抱えているモヤモヤが晴れそう……」というものでした。学びを深めていくにつれて、心と体の関連性に役立つような説明を患者さんに対してできるようになりました。心身の健康回復のサポートをしている私にとって、ポリヴェーガル理論は今では本当に役立つ「考え方」です。

その経験をもとにして、2020年からカウンセラー仲間や対人支援職の方々とともに、「ポリヴェーガル理論の使い方」についての勉強会を行なっています。そこで出会ったカウンセラーや支援職の皆さんも「ポリヴェーガル理論をベースにした考え方はとても役立つ」とおっしゃっています。

「まず自分自身が生きやすくなった」「支援でも役立つし自分の心と体も元気になった」などという感想をたくさんいただくのです。また勉強会を重ねるにつれて、ポリヴェーガル理論は、支援の現場だけではなく、教育分野や企業の研修など、一般の人たちにとっても役立つという声を聞くようになりました。

一方で、「ポリヴェーガル理論の本は専門家向けが多くて、一般人の私たちにはわかりにくい」という意見も多くあります。そこで本書では、はじめてポリヴェーガル理論に出会った人でも理解して役立てられるように、できるだけやさしく書きました。

ポリヴェーガル理論は比較的新しい考え方で、日本でも研究が始まったばかりといえるかもしれません。本当に深くて広い理論なので、本書を読んで興味を持ったら、ぜひ他の参考書でも学んでほしいと思います。

本書では、ポリヴェーガル理論の基礎中の基礎の部分を提示しています。私と患者さんたち、私と仲間たちと一緒に作り出した「ポリヴェーガル理論の使い方」を紹介します。一つの参考例として取り入れてもらえたらありがたいです。

では、ポリヴェーガル理論について一緒に学んでいきましょう！

2024年3月
吉里恒昭

Contents

「ポリヴェーガル理論」がやさしくわかる本 もくじ

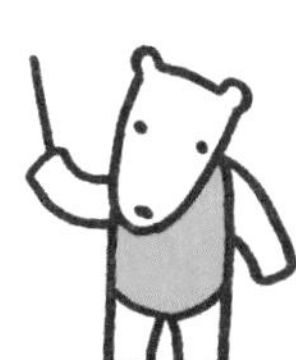

第1章 「ポリヴェーガル理論」とはどういう理論？

Contents

ポリ語で生活してみよう

緑を増やす方法

悩み方や体験を変えよう

体にもっと関心を

カバーデザイン◎沢田幸平（ｈａｐｐｅａｃｅ）
イラスト◎坂木浩子
ＤＴＰ◎一企画

序章

悩みをこじらす人の共通点

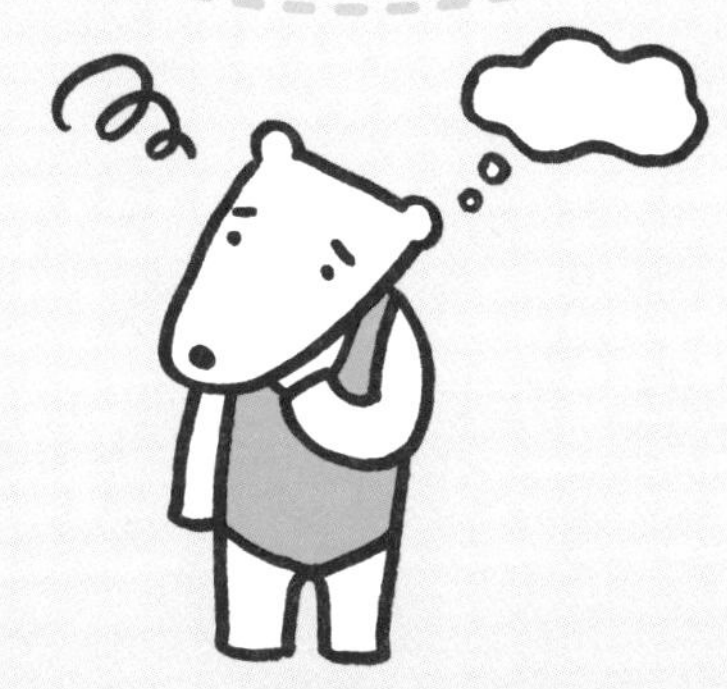

0-1

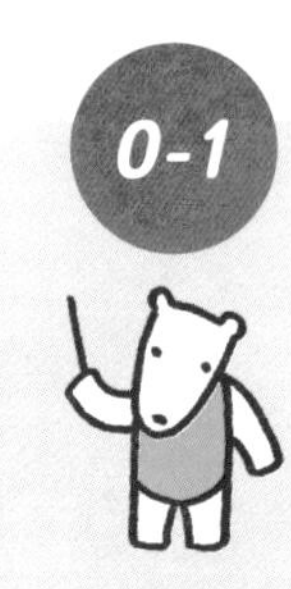

悩みの原因は本人のせい⁉

皆さんはどんな悩みを抱えていますか？　あるいはあなたの大事な人はどんな悩みを抱えていますか？

人の悩みは、「人間関係」「健康」「お金（経済的不安）」の3つに分類されるようです。皆さんの悩みは、このうちのどれに当てはまりますか？

アドラー心理学が日本でも流行しています。アドラー博士は「すべての悩みは人間関係の悩みである」と言いました。確かに、人間関係のない世界というのは存在しませんから、そうとも表現できるでしょう。人間関係の解決には、アドラー心理学や交流分析など、さまざまな心理学を学んで実践することで改善に至るケースも多いと思います。

実際に私は臨床心理士として心理学を学び実践してきました。支援の現場でも有用でしたし、自分自身も成長させてもらいました。しかし、心理学だけではうまくいかないことも、心療内科の現場では多くあります。

健康の悩みも古今東西で尽きることはありません。特にコロナ禍以降、健康情報への関心はより高くなったのではないでしょうか。どんな食べ物が健康に役立つのか、どんな薬が病気を治すのか、どんな健康法が老化を防ぐのか、ビジネスでも研究でも「健康」は多くの方の関心を集めるテーマになっています。

お金の悩みも普遍的なテーマです。最近では日本でも投資の文化が広がりつつあるようで、お金の教育に関する活動が少しずつ増えてきています。また、「働き方改革」によって、お金の稼ぎ方が多様化されてきています。それらに関連する悩みの声も多いのですが、それらもまた、ベースにお金の不安があるからかもしれません。

悩みに反応する2つのパターン

あなたが、誰かの悩み話を聞いているとしましょう。

「私、夫との関係で悩んでいるの。（中略：悩みの内容を説明）……どうして私は毎日こんなに悩んでばかりなの？」

「毎朝30分以上のウォーキングをして、糖質制限も頑張っているのに、どうして私はやせないの？」

「ついつい、ネットショッピングをしてしまって、ここ数カ月、貯金ができていないどころか、お金がなくなってきた。どうして私は意志が弱いのだろう？」


こういった悩みです。このように質問されたら、あなたはどう答えますか？　大きく、2つのパターンがあるのではないでしょうか。


1つ目は「**問題の原因を考える**」という話に展開するパターンです。

2つ目は「**正しい解決法を勧める**」という話に展開するパターンです。

ただ、この2つはそれぞれ落とし穴があります。それぞれのパターンの気をつけたい点について、詳しく見ていきましょう。

①「問題の原因を考える」パターンの注意点

あなたに気づいてもらいたいのは、悩んでいるときや、悩みが話されたとき、「どうしてこうなってしまったのだろう」と原因探しや理由を見つけようとしてしまいがちである、ということです。「原因探しは良くない」と言っているわけではありません。ただ、原因探しにとどまらず、悪者探しにまで発展することがよくあります。「こんなことになったのは誰が悪いのか」と人を原因にするという発想です。

特に「悩んでいる本人が悪い」となると、言われた本人は反発したり、悩みを解決する意欲がなくなってしまうこともあるでしょう。

「問題には原因となる人がいる」「悩みを解決するためには悪者を正す必要がある」という発想は、悩みをこじらせてしまう大きな要因になり得るのです。

「職場の人間関係で悩んでいるのは、あの人が悪いからだ」
「体調が悪くなるのは、あなたの性格に問題があって気合が足りないからだよ」
「お金の悩みが解決しないのは、本人の能力に問題があるからだ」

「夫婦関係が悪いのは、夫に問題があるから」
「私の悩みが解決しないのは、親と先生が変わらないからよ」

というように、本人や登場人物を悪者にしてしまう発想です。これらの発想が良い悪いということを伝えたいのではありません。これらは**当事者に「役立つ発想かどうか」という視点で見てほしいのです。**

自分（や他人）の悩みを解決しようとして、意外とこの「原因探し／悪者探し」の渦（うず）に巻き込まれてることってありませんか？　**悩みの解決には、「原因探し／悪者探し」の渦からいかに離れるかということがポイントになります。**

私は、このような悩みから離れるため、2つのポイントをお勧めしています。

1つは、「人を問題にする」発想に気づくということです。「どうして私の性格はこうなのだろう」「私が問題だからこうなったのだ」といった発想をしていることに、まず気づきましょう。そして、**悩みの原因を体のコンディションの影響という視点から捉えてみる**ことをお勧めしたいのです。本書ではそれらについて詳しく述べていきます。

もう1つは、「どうして自分はこんなに問題があるのだろう」という問いだけではなく、**「私はどうしたいのだろう」「どういう自分でありたいのだろう」という問いを立てる**ことです。過去だけに意識を向けるのではなく、未来に意識を向けるイメージです。

②「正しい解決法を勧める」パターンの注意点

悩みを話したときの話題の展開の2つ目は、「正しい解決法を勧める」です。あなたに気づいてもらいたいことは、**悩んでいるとき、あるいは悩みを聞いているとき、「こうしたらいいのに」「どうしてこうしないの」といった「正しい（とされている）解決法」が話題に出やすい**、ということです。

「正しい解決法を伝えてはいけない」と言っているわけではありません。ただ「こうしたらいいのに」「普通こうするでしょ」といった「正しい解決法」が話題に上がると、「悩んでいる人は解決法を知らない無知な人」「その解決法を試みてもうまくいかないのは本人の問題だ」という結論になる場合があります。

そして「普通こうするでしょ」と言われた言葉で本人が悩んでしまうと「普通になろう」という不必要な努力も生まれがちで、かえって悩みをこじらせてしまいます。

つまり①②ともに、「悩んでいるのは本人の問題だ」というような悪者探しに結論づけてしまい、「悩んでいる人が自分を責めてしまう」というリスクがあることに気づいてほしいのです。

さて、ここから考えてほしいことがあります。**「正しい解決法」というのはあるのでしょうか？　「こうすればこの悩みは解決する」という方法は本当にあるのでしょうか？**

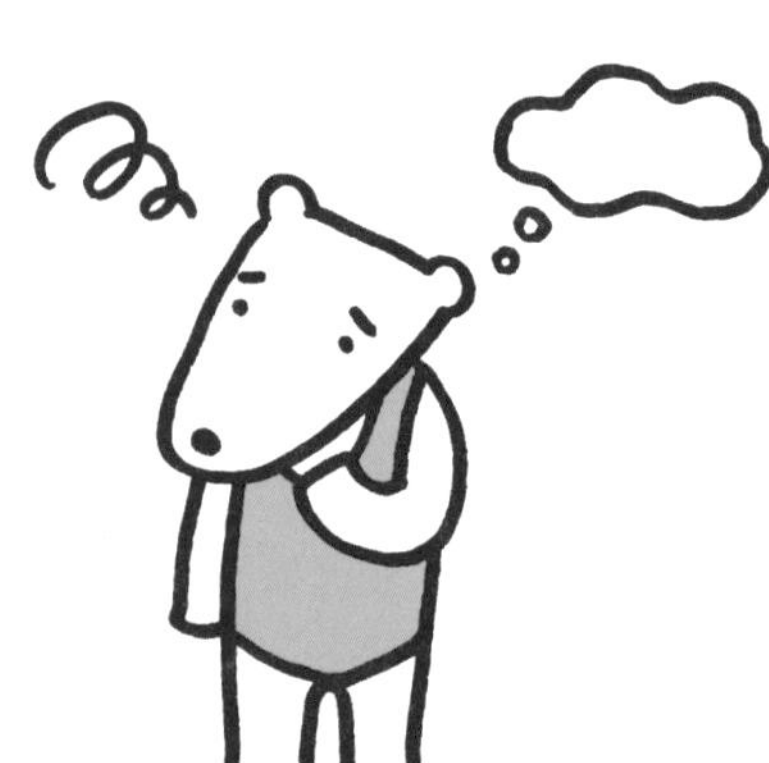

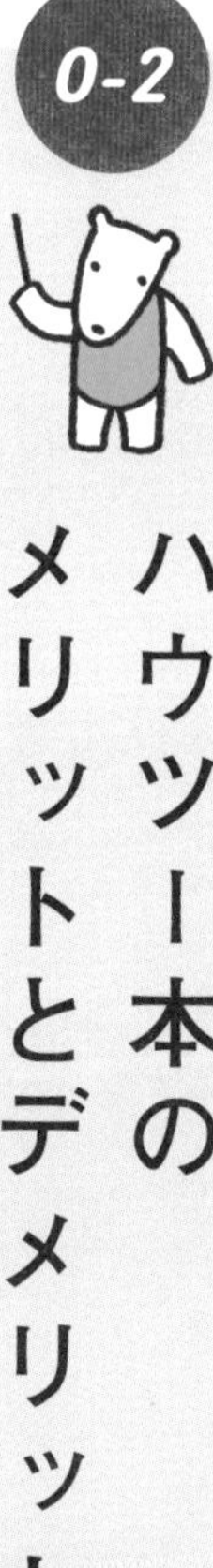

0-2 ハウツー本のメリットとデメリット

前項で、悩みの三大テーマは「人間関係」「健康」「お金」と紹介しました。

「人間関係をあっという間に解決する7つの方法」
「これさえやれば健康になる10の秘策」
「売り上げが確実にアップする5ステップ」

巷（ちまた）には、人間関係・健康・お金の悩みを解決しようとする、さまざまなハウツー本や対策本が存在します。

「誰がやってもこうすれば結果が出る」というマニュアルは確かに存在します。料理のレシピ、エプロンの作り方、パソコンの操作方法など、マニュアル化しやすいものは、ハウツー本にすると多くの人に役に立つことでしょう。

しかし、**悩みの三大テーマは、問題が複雑に絡み合うことが多いので、必ずしもマニュアル通りにすればうまくいくとは限りません。**人間関係、健康、お金に関することは、機械的ではない「命の動き」がかかわっているともいえます。

しかし悩んでいるときには、多くの人がハウツー本を試したがります。その方法は、うまくいくときもあればうまくいかないときもあるでしょう。

ハウツー本でうまくいかないのはなぜ？

先ほども述べましたが、悩みの三大テーマに関するハウツーがうまくいかなかったときに、次のように考えてしまう場合があるのです。

「みんなこの方法でうまくいっているはずなのに、私だけうまくいかない。これは私に原因があるに違いない」

私のもとには、このように悩んでいる人が多くいらっしゃいます。

ハウツー本の内容は、きれいにまとまっています。なおかつ権威ある人が書いているものであれば、ハウツーが「正解」「正しい方法」のように見えることでしょう。それをやっているにもかかわらず、うまくいかないのであれば、「原因は私」と考えてしまいがちになるのです。

そういう意味で、**ハウツー本のデメリットは「うまくいかなかったときに自分（や他人）を責めてしまう可能性がある」**という点ではないかと思うのです。

原因を人に求めると見えなくなること

いずれにしても「悩み」に遭遇しているときは、悩んでいる当事者を含めて「人に原因がある」「問題がうまく解決しないのはあの人が悪いからだ」という発想になりやすいのです。その発想自体は悪いものではないのですが、本書では、当事者に**「役立つ発想なのか、あるいは役立たない発想なのではないか」という視点で考えてみる**ことをお伝えしたいのです。

逆に言えば、**悩みを解決していく際に、当事者も含めた「人のせいにしない会話」**

が続けば、解決できる可能性が高いと思うのです。

◆我が子の成績で悩むお父さんの例

例えば、我が子が授業についていけなくなり成績が下がってきたということで悩んでいるお父さんがいたとしましょう。

ある日、カリスマ教師が「Aという指導方法で教えれば成績は上がります」と言っている動画を見て、「この方法で子どもに教えてみよう」と思ったお父さんは、指導方法Aを学びます。そして、我が子にこの方法での指導を何度か試みました。しかし子どもの反応がいまいちで、「余計にわからなくなった」と言われてしまいました。

そうするとお父さんは、どうして指導方法Aで教えているのに我が子はわからないのかと悩んでしまいます。子どもの知能が低いのかもしれない、自分に指導のセンスがないのかもしれない、などと原因を探ってしまうことでしょう。

授業についていけず、わからなくて落ち込んでいる我が子を見て、ついついイライラした状態で、また指導方法Aを伝えようとしてもうまくいきません。子どもがだんだん嫌がる様子を見て、ついついムキになってさらに指導をしてしまう――そんな光景は、よく見られるのではないでしょうか。

◆母の介護で悩む娘さんの例

次のような例もあるでしょう。介護が必要な母親を毎日お世話している娘さん。認知症で記憶が曖昧になるということは理解していますが、身の回りのことがだんだんとできなくなってくる母を見て、悲しくなってつい落ち込んでしまいます。認知症の症状が進行しないために、「B式食事法とC体操が重要」と医療・介護スタッフから習いました。

「B式食事法とC体操を頑張っていこうよ！」と母に何度も伝えるのですが、問題意識がない母に落胆してしまいます。落ち込んでしまうと、ある人から言われた「認知症は進行性の病気で良くなることはない」という言葉が頭をぐるぐるかけめぐってしまい、「B式食事法やC体操をやってもどうせうまくいかないのではないか」「母もやる気がないしもう諦めようかしら」とモチベーションが下がってしまいます。

そしてB式食事法やC体操ができない原因を、自暴自棄になる自分（や母）の性格のせいにしてしまう――こんな光景も、よく見られるのではないでしょうか。

悩みの捉え方を変えてみる

両方の例について、まとめてみましょう。1番目の、我が子に指導方法Aで教えてもうまくいかないお父さんは、自分や子どもに原因があり、それが問題だと思っているることでしょう。2番目の例は、娘さん本人やお母さんの性格に原因があり、それが問題だと思っていることでしょう。

果たしてそうでしょうか。ここで、**問題や悩みを「出来事（事実）」と「体験」に分けてみましょう。**

◆我が子の成績で悩むお父さんの別の捉え方

1番目の例の「我が子が授業を理解できなくて、成績が下がった」――これは出来事（事実）です。

その出来事に対して、お父さんは「その状況を問題だと感じ、我が子を救いたい」という思いから、指導方法Aを試すも、「焦ったり、イライラしたり、子どもを否定的に見てしまう」という体験をしています。

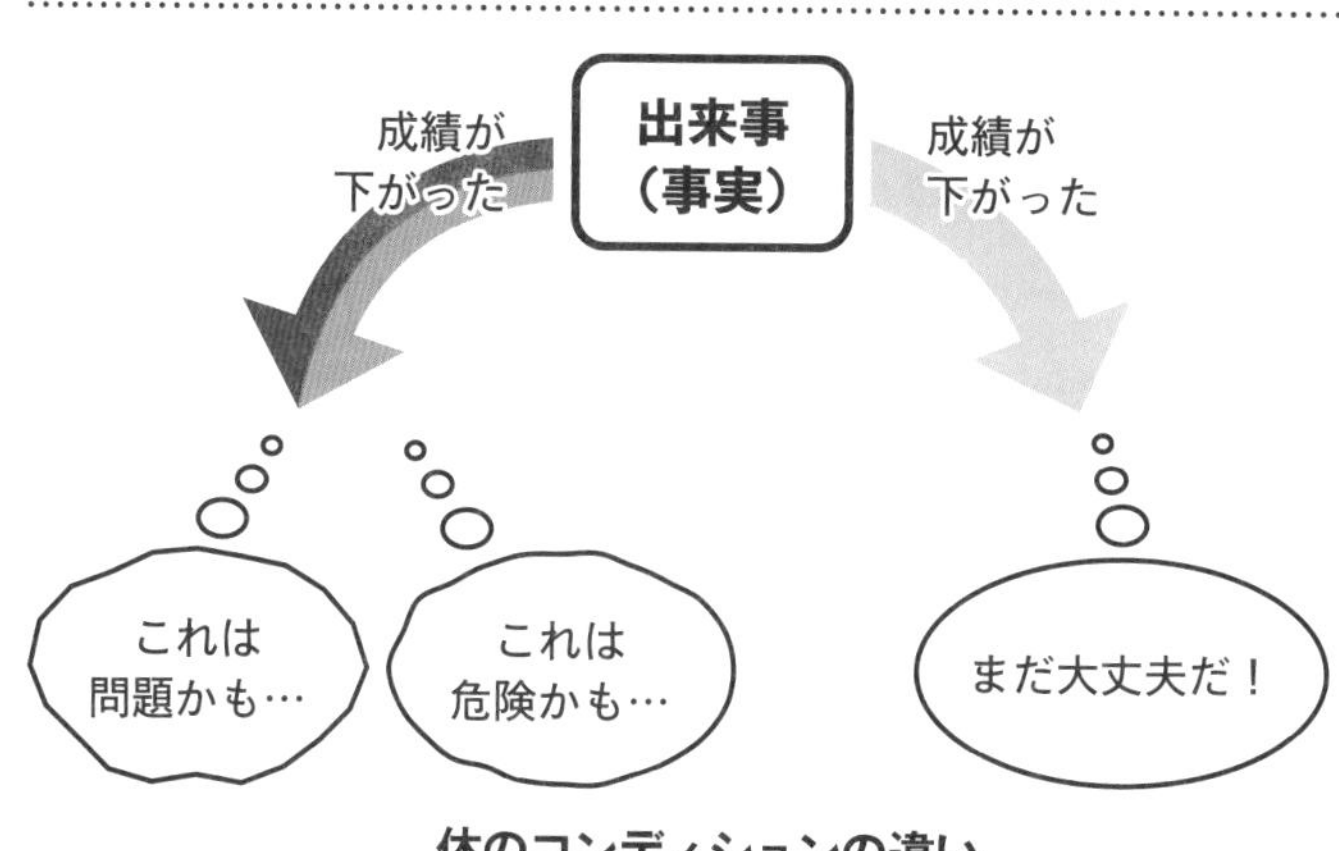

ここで、成績が下がったことが問題ではなく、その出来事に対して「**問題だと感じてしまう体のコンディション**」がお父さんに問題と見せている、と捉えてみるとどうでしょう？

本当は、お父さんはその状況を深刻な問題だと思わない可能性もあったのですが、**「体のコンディションなど、さまざまな条件が重なって、その状況を問題視してしまっている」という考え方を本書では行なっていくのです。**

◆母の介護で悩む娘さんの別の捉え方

2番目の例にも当てはめてみましょう。「母が一人でご飯を食べたり、お風呂に入ったりすることが次第にできなくなってきた」――これは出来事（事実）です。

その出来事に対して、娘さんは「深刻な問題として認識し、病気はどんどん悪くなっていくのでいろいろ試しても無駄である」という「体験」をしています。

これを、母親が一人でご飯やお風呂に入れないということが問題なのではなく、その出来事に対して「問題だと感じてしまう体の状態」が娘さんに問題だと見せている、と捉えてみるとどうでしょう？

本来は、娘さんはその状況を絶望的な状況だと思わない可能性もあったのですが、「**体のコンディションなど、さまざまな条件が重なって、その状況が絶望的な光景として見えてしまっている**」という考え方を本書では取り入れていきます。

「体の状態」とはどのようなもの？

では、1例目のお父さんや2例目の娘さんにそのような体験をさせてしまう「体の状態」とはどういうものなのでしょうか？

本書では、「**その人の体がアンバランスになっているために〝出来事〟が問題として体験されてしまう**」という捉え方をします。

少し大袈裟な表現ですが、**体がアンバランスだと世の中の状況が危険で問題な状況に見えてしまう**ということです。逆にいうと、体のバランスが整っていれば、世の中の状況が（必要以上に）危険ではなく、安全で問題が存在しないと感じられるということです。

「体のアンバランス」と一言でいっても、多くの要因が絡んでいます。脳の状態、感覚機能の状態、ホルモンの状態、内臓の状態、血糖（や栄養）の状態、エネルギーの状態など、さまざまな要因が挙げられます。

本書では、これらさまざまな要因の中から「**自律神経の状態**」を紹介します。もちろん、すべての悩みや人の体験を自律神経だけで語ることはできません。便宜的に、「**自律神経で悩みや体験を理解する試み**」を伝えたいのです。

つまり、**自律神経がアンバランスな状態になることで、さまざまな状況を、「問題ある出来事」「危険な状況」として捉えてしまい、実際にそう体験してしまう**、ということです。

ここで体を車にたとえてみましょう。

ある出来事を見て「問題と捉える場合」あるいは「問題ではないと捉える場合」というのは、道路の状態は変わらないものの「コンディションが悪く、揺れて動く車に乗って景色を見ている場合」と「コンディションが良く、安定した動きの車に乗って景色を見ている場合」の違いに似ていると思います。

体のコンディションが悪い状態で世の中を見ると危険な状況に感じられてしまうイメージが伝わるでしょうか。逆に、体のコンディションが良い状態で世の中を見てみると安全な場所に感じられてしまうのは想像できるでしょうか。

「出来事」と「体験」を分けてみること、「本人」と「体」を分けてみること、このような捉え方を本書では行ないます。

自律神経がアンバランスな状態というのは、心理的な言い方で言うと「葛藤」と表現されることもあります。この心理的な葛藤状態を、本書では「**自律神経のアンバランス状態**」と捉えていきます。

0-3

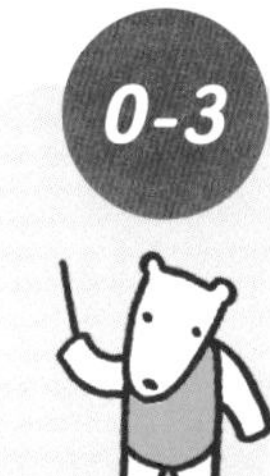

悩みとは葛藤している状態

「葛藤」とはどういう意味でしょう。

辞書には、「互いに譲らず対立し、いがみ合うこと」「心の中に相反する動機・欲求・感情などが存在し、そのいずれをとるか迷うこと」などと記載されています。相反するものが対立して、どちらか一方が正解であり、正義であり、それ以外は間違いである、という発想が前提にありそうです。

先ほど「ハウツー本でうまくいかないケース」について紹介しました。ハウツー本に書かれている「正しい方法」ができないのは、「したくないから」「モチベーションが低いから」「本当は変わりたくないから」「そもそも能力が低いから」などと、本人に問題があり、能力の欠如があり、性格の異常がある、と結論づける人がいるということも述べました。

葛藤するのは悪いこと？

でも、**我々人間は、誰でも「したくないとき」「モチベーションが上がらないとき」「変わりたくないとき」「能力を十分に発揮できないとき」があるのが自然ではないでしょうか。**「そういうとき」は程度の差はあれ、誰にでもあるのではないでしょうか。「やりたいけどやりたくない」「やりたくないけどやってみたい」「頑張りたいけど頑張りたくない」「頑張りたくないけど頑張りたい」という葛藤状態は、誰でも経験したことがあるのではないでしょうか。

そのような葛藤状態は、誰にでも起こり得るのですが、私が現場で患者さんの悩みを聴いていると「葛藤しているのは良くない」ということに苦しんでいるケースがよく見受けられます。「『やりたいけどやりたくない』というはっきりしない態度は良くない」「『やるならやる、やらないならやらない』とすべきだ」という考え方が、悩みをより深くしている感じがするのです。

そういう人の多くは、「葛藤している状態」を批判、非難された経験があるようです。そういう経験があると、葛藤を早く解決したいと思うのも自然なことでしょう。また、葛藤している状態自体が苦しいでしょうから、どっちかはっきりさせたくなるのも無理はありません。

そうなると、**「この葛藤状態をはっきりさせる自分にならないと解決しない」という考え方になって、より苦しくなってしまうことがあります。**「明確な意志をはっきり持つ自分にならないと問題は解決しない」と思ってしまう人が多いのです。

例を挙げます。

「うつ病を治すには午前中に散歩をしたほうがいいとYouTube動画で紹介されていたので、なるべく午前中に散歩しようとしているのですが、なかなか実行できなくて……。やっぱり私は昔から意志が弱いので継続できないのですよね。意志を強くするにはどうしたらいいでしょう」というような相談をよく受けます。

本来は「うつ病の状態を良くしていく」ことが目的だったはずが、「意志が弱い自分」にいつの間にか問題がすり替わり「意志が強い自分にならないと午前中の散歩も継続できないし、うつ病も治らない」という発想になってしまうのです。

こうなると「意志が強くなくてもうつ病は良くなる」「午前中に散歩しなくてもうつ病は良くなる」という可能性が見えなくなってしまいます。

もう少し、あえていえば「うつ病が良くならなくても幸せに暮らせる」「病気を抱えていても穏やかに暮らせる」という可能性だって大いにあります。

このように「ある悩みを解決するためには、葛藤している自分を直さないといけない」という発想が、本人を苦しめてしまうことがよくあるのです。でも、本当に「葛藤している状態は問題」で「葛藤は解決しないといけない」ものなのでしょうか。

葛藤の正体とは？

「変わりたいのに変わりたくない」「変わりたくないけど変わりたい」「やりたくないのにやってしまう」「やりたいのに止まってしまう」――このような葛藤はどうして起こるのでしょう。

臨床心理学の世界では「無意識」という概念を使うことがあります。「無意識的に変わりたくないのでしょう」「無意識のあなたがやりたいと思っているのでしょう」などといった表現で使われます。そのような表現をすると、まるで「自分じゃない自分が存在する」ような感覚を招くのではないでしょうか？

「変わりたいのに変わりたくない」という状態は、矛盾しているように感じますが、

「無意識」という概念を借りることでつじつまが合います（合うように感じられます）。「なるほど、無意識の自分がそう思っているのか」と納得して安心する人もいます。納得できれば問題ありません。むしろ役に立って良かったという話になります。

しかし「無意識って何？　怖いんですけど」という人もいますし、無意識という概念を設けることで、不安になったり、よりわからなくなってしまって、かえって困ってしまう人もいます。無意識を「深層心理」と表現することもあり、なんだか「深い奥底の世界のよう」などとイメージをする人もいます。

さてここで、**葛藤を無意識という概念を使うのではなくて、自律神経系の生理反応と説明するとどうでしょう**。私の経験では、そのほうが安心する人もいますし、理解できる人もいます。体は心や無意識と違って見えるからイメージしやすい、という人もいます。

自律神経という神経は、実在しない架空の世界の話ではなくて、実際に我々人間の体の中に実在するものです。意識できない部分で働く神経ですから、まさに無意識の領域ともいえます。つまり、**葛藤してしまう状態というのは、「複数の自律神経が反応している状態」と考えてみる**のはいかがでしょう。もちろん、これも一つの考え方ですが、本書ではそれを詳しく解説します。

0-4

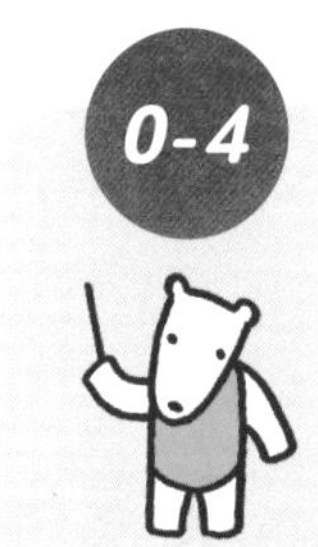

悩みの解消のために体からヒントを得よう

葛藤状態を、「さまざまな体（神経）の反応が起こっている状態」と捉えてみることを前項で提案しました。では、そう捉えることで、我々の悩みの解決にどのように役立つのでしょうか？

葛藤は「本人の弱さの問題」「本人のメンタルが原因」とすると、本人の「メンタル（心）を直す」、「性格や人格を改善させる」ことが悩み解決への道で、本人の努力が不可欠と思いがちです。

一方「葛藤は体の反応」とすると、「体を調整する」「体をより良くする」ことが悩み解消への道と考えられるでしょう。心よりも体のほうが、見えやすいですし、実体を感じやすいので、解決への取り組みがしやすい、という人もいるでしょう。

つまり、**あなたの悩みを好転させるヒントとして、体からヒントを得る、体を味方につける、体とともに進める、ということを提案したいのが本書の主旨なのです。**

悩みのヒントを体から考えるとはどういうこと？

では、具体的にどのように行なっていけばいいのでしょう。

例えば、「私はときどき一人になりたくなるのです。社交的な性格だと思っていたのですが、何もかもすべて捨てて、家族も友人からも離れて一人になりたくて仕方ないときがあります。本当は、社交的ではなくて無理をして人間関係を築こうとしているのでしょうか」と悩む人がいます。これも葛藤状態といえますね。

「人とかかわりたいけど、一人になりたい」――一見矛盾していて一貫性がないです。このような悩みについて、「その人の性格が変わっているから」「その人のメンタルが不安定だから」「無意識では人が好きではないから」など、さまざまな解釈ができるでしょう。どれが正しいのか正直わかりませんし、人によってはそれらの解釈が安心して役立つ材料になり得るかもしれません。

本書では、「人と楽しく話したい体の反応が起きるときもあるし、人と離れたい体の反応が起こるときもある」と捉えます。ちなみにこのような状態を、本書では、「緑の神経が反応するときもあるし、青の神経が反応するときもある」と表現します。詳細は後述します。

体は命を守るためにさまざまな反応を示します。その反応は、止まることなく、流れるように連続的に反応し続けています。移り変わる環境の影響を受けて、体は反応し続けているのです。

性格や人格は「固定しているもの」と主に捉えられています。このような捉え方は、大袈裟に言うと「どのような環境にいても固定された心理反応を示す」という考え方になりやすいものです。このように考えると、葛藤している二つの状態は相反していて矛盾状態として見えます。

一方、**性格や人格を「移り変わりやすい体の反応」と考えると、二つの状態は相反しておらず、自然な反応として捉えることができます。**

体は自然の産物です。自然現象と同じような現象が体にも起こります。例えば、一日中晴れの日もあれば、晴れ時々曇り、あるいは太陽が出ながら雨が降る、という日もあります。自然現象は複雑であるからこそ自然なのです。体の反応も同じです。**晴れと雨が同時に起こるように、「みんなで楽しみたい」と「一人になりたい」が同時に生じることも自然なのです。**

このようにさまざまな言動や悩みの状態を、体のサイン、あるいは体の反応と捉えることを本書ではお伝えしたいのです。そして「体からのサインを理解する方法」として、自律神経を理解することが大きなヒントになります。あなたが「あなたの自律神経さん」を理解して仲良くなってほしいのです。このことについて、次章から詳しくお伝えしていきます。

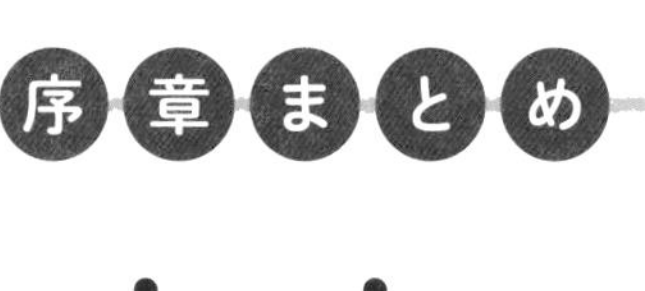

序章まとめ

- 悩みがこじれる背景には、「悩みの原因は本人である」「本人が問題なので悩みが続いている」というような考え方があることが多い
- ハウツー本の手法は「正解で正しいやり方」と感じてしまいやすい。それでうまくいかなかったら本人が悪いという考え方になりやすく、そうなるとかえって悩みが深まってしまう
- 必ずしも「状況」だけで深刻な問題になるとは限らない。状況を深刻な問題と捉える体のコンディションが存在すると考えてみる
- 性格は「変化しづらい固定的なもの」という特徴があり、生理反応は「常に変化し続けるもの」という特徴がある
- 悩んでいる状態そのものの中に、「体の反応や体からのサインがあるのでは？」という視点を持ってみよう
- 体のサインは「自律神経」を学ぶことでヒントが見つかる

第1章

「ポリヴェーガル理論」とはどういう理論？

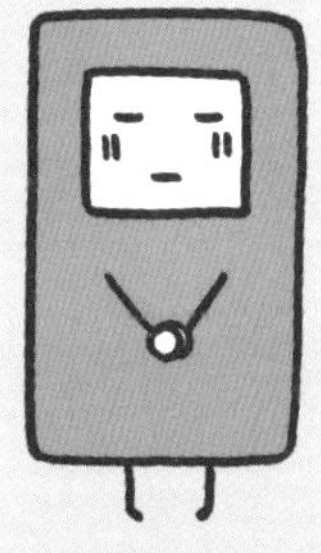
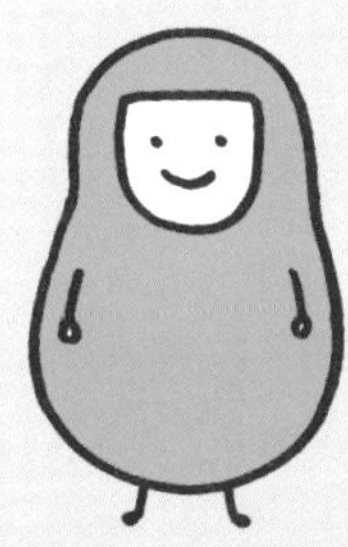
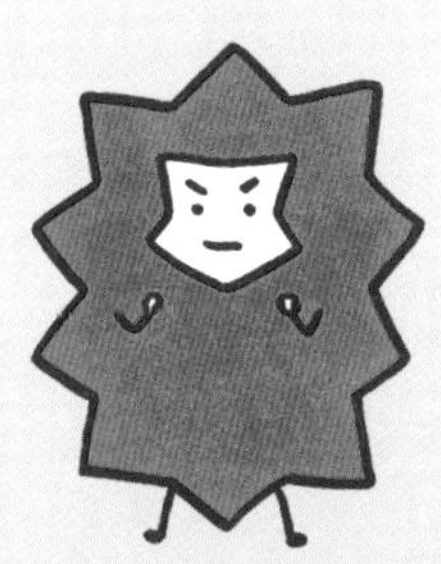

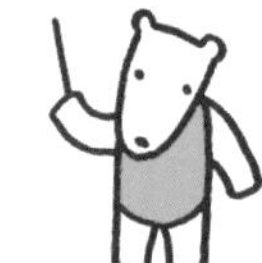

ポリヴェーガル理論（多重迷走神経理論）の概要

前章では、①「悩みや問題の原因を自分の性格のせいにしない」、②「ハウツー本や正しい解決策にとらわれすぎない」、③「自分の性格や心（考え方や感情）を変えることにこだわりすぎない」ことを紹介しました。

それでは、どのような方向性に進めば、悩みは解消に向かいやすくなるのでしょう。結論からいうと、本書では「**問題との距離感を保つために体の状態を調整すること**」を重要視しています。

その理由について、新しい自律神経理論である「**ポリヴェーガル理論**」をもとにして紹介したいと思います。

従来の神経理論とポリヴェーガル理論が異なる点

あなたが知っている自律神経は**「交感神経」**と**「副交感神経」**の2種類ではないでしょうか。それぞれ「頑張る神経」と「リラックスする神経」と覚えている人もいるでしょう。本書で紹介するポリヴェーガル理論は、この2種類の自律神経とは少し異なっています。

ポリヴェーガル理論は、1994年にステファン・ポージェス博士によって提唱されました。それ以降、改訂されながら今でも発展し続けている理論です。従来の神経理論と違う点は、「副交感神経」を2つに分けたところです（細かくいうと「迷走神経」を2つに分けています）。

ポリヴェーガル理論の「ポリ」は「複数・多重」という意味で、「ヴェーガル」は「迷走神経」と訳されます。つまり、日本語では**「多重迷走神経理論」**と呼ばれています。多くの方にとって、「迷走神経」という言葉は初めて聞いたかもしれません。迷走神経は、副交感神経の約8割を占める神経ですので、初学者の方は、迷走神経はほぼ副交感神経と同じと考えておいてもいいでしょう。

3色で表す自律神経

腹側迷走神経複合体

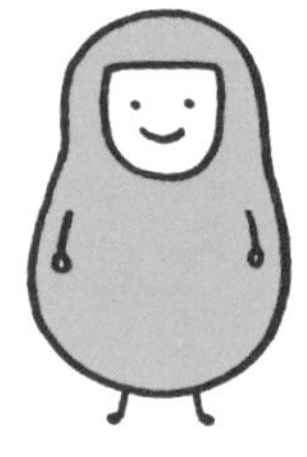

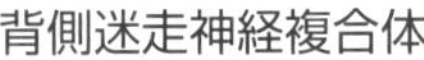

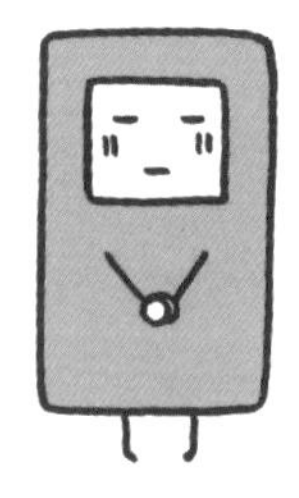

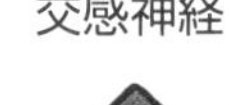

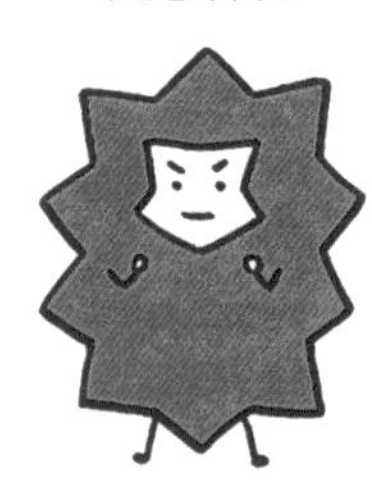

まとめると、**ポリヴェーガル理論とは、交感神経と2つの副交感神経**（本当は迷走神経）**の3つの自律神経系で捉えていくという点が特徴的**です。その2つの副交感神経は、次のような名称です。

- 背側迷走神経複合体（はいそくめいそうしんけいふくごうたい）
- 腹側迷走神経複合体（ふくそくめいそうしんけいふくごうたい）

漢字が多いですね。私が患者さんに説明しても、わかりにくくて頭がフリーズしてしまうという人が多いです。それでは困るので、本書では3色で自律神経を表すことにします。

「**赤・青・緑**」です。本書では、ここで挙げたイラストのように、キャラクター化して表しています。そしてこの**「3色で表現して、体の状態を理解するための言葉」を「ポリ語」と呼んでいます。**私が主宰しているカウンセラー養成オンラインスクールのメンバーとの対話で「ポリ語」という表現が生まれました。仲間に感謝です。

また、このポリ語のイラストのアイデアは、心理師仲間でもある、四葉さわこさんのアイデアから生まれました。

四葉さんは、難しいポリヴェーガル理論を一般の人にもわかりやすくするための工夫をたくさん行なっています。その1つに「ポリヴェーガル理論の教材（図解セット／調整セット）」があります（巻末の参照文献を参照）。これがなかったら、ポリ語は生まれていませんでした。改めて四葉さわこさん、ありがとうございます。読者の皆さんも、これらの教材をぜひ参考にしてください。

ポリ語の概要

さて、本書の中心であるこのポリ語をまずは簡単に紹介します。イラストを見てイメージができるでしょうか。

赤は、交感神経といって、「動く・活動する」ときに働く神経です。赤が強く働くときは危険に遭遇して「戦う・逃げる」必要があるときです。「**アクセル**」の神経とも呼ばれ、この神経が活発な状態は、「能動的な状態」ともいわれます。

青は、背側迷走神経複合体といって、「止まる・休む」ときに働く神経です。青が強く働くときは命の危険に遭遇して「体が固まり、シャットダウンする必要がある」ときです。「**ブレーキ**」の神経とも呼ばれ、この神経が活発な状態は、「受動的な状態」ともいわれます。

緑は、腹側迷走神経複合体といって、「安全な場所にいる・安心だと感じられる」ときに働く神経です。アクセルとブレーキの調整をする「**チューニング**」の神経とも呼ばれます。青と同じ副交感神経の仲間なのでブレーキの機能を持っていますが、青よりも「**穏やかなブレーキ**」と表現できるでしょう。ちなみに緑と比較すると、青は「急ブレーキ」と表現できます。

この3つの自律神経は、あなたの意志や考えとは関係なく自動的に、自律的に、独立して働いているのです。

例えば、「この本を読んでいるあなた、今、脈拍を120にしてみてください」、あ

「赤」も「青」も「緑」も、刺激に対する生理反応

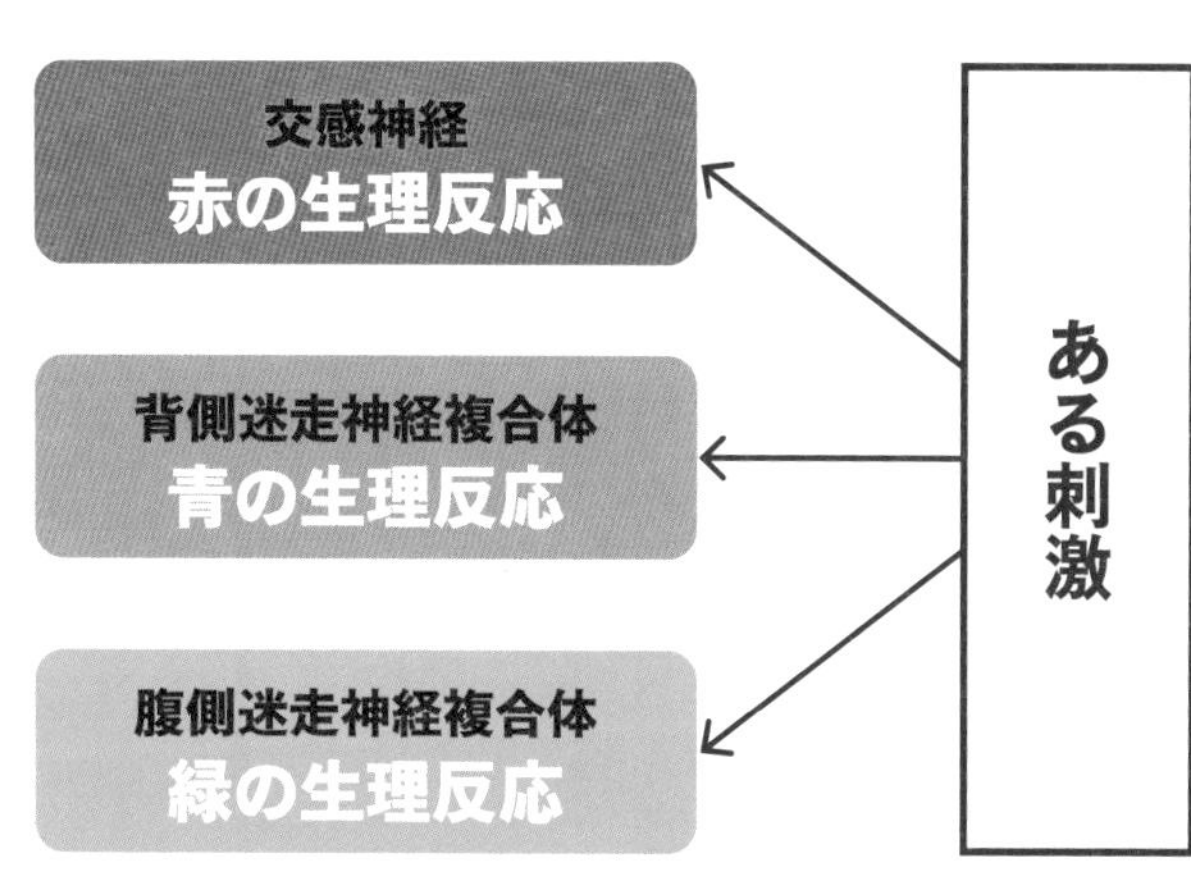

るいは、「血圧を１４０にキープして、お腹が空いたときの『グー』という音を鳴らしてください」と言われても、できないですよね。

脈拍、血圧、胃腸の動きなどは、何かの「刺激」に自動的に「反応」していて、意志で動かしにくいのです。

そのため、**赤も青も緑も「何らかの刺激」に「反応」している生理反応と覚えておいてください。**生理反応なので、性格や人格とは異なると考えます。次項以降では、この3色を詳しく見ていきましょう。

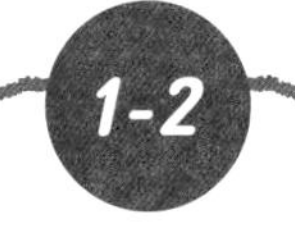

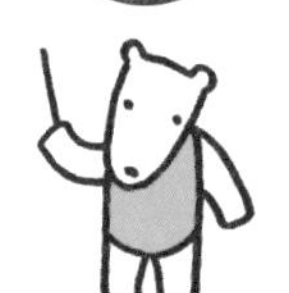

赤（交感神経）さんの紹介

赤さんのイラストを見てみましょう。赤の神経が働いているときの生理反応・体の反応を紹介します。

我々人間も含めた動物は、戦うときや逃げるとき、あるいは頑張るときには次に挙げたような体の反応が自動的に起こります。このような反応がすべて必ず起こるという意味ではありません。目安として参考にしてください。

赤の神経が働いているときの反応

目尻が釣り上がり、目つきが鋭くなります。瞳孔が開いて、危険に対処するために周りの情報を得ようとします。敵や危険物を見つけたり、逃げ場所を探すために目は動き、それ以外は目に入らず視野狭窄（きょうさく）になり、注意散漫にもなります（視

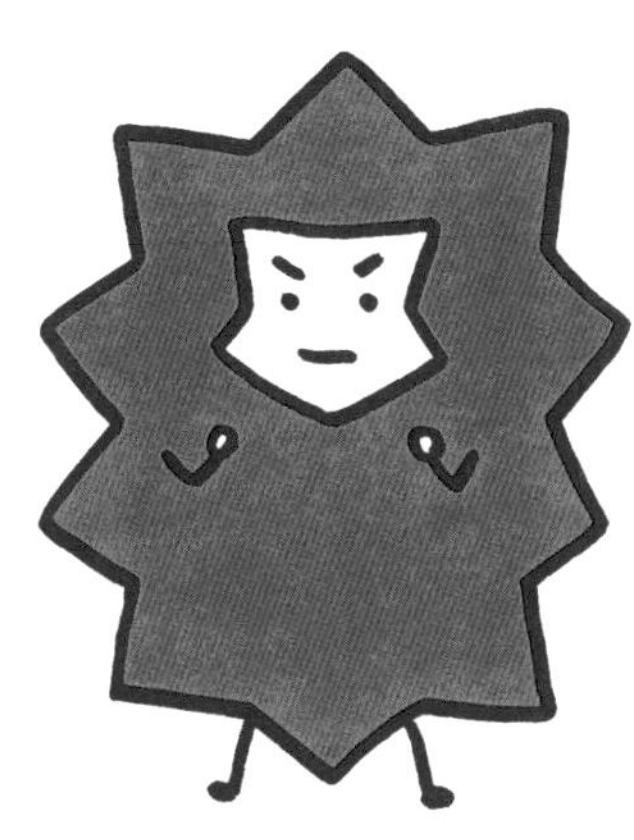

野狭窄も心理反応ではなく、生理反応と本書では捉えます）。

危険対処に必要のない、どうでもいい情報は目に入りません。眉間にシワが入り、口は「イー」という形で食いしばりがちです。歯を食いしばると、舌の左右に歯形がつくこともあります。

口の中は渇きがちで、粘り気のある唾液が出がちです。顎（あご）が力み、口を開けにくくなります。顔は赤く、熱っぽさやほてりを感じることもあります。肩や腕にも力みがあり、手は拳を握りがちです。あるいは指差しが多くなりがちです。

心臓は速く動き、動悸も起こり得ま

す。脈拍の速さを感じ、血管が浮き出るかもしれません。呼吸も浅くて速いパターンに変わります。血管や呼吸に変化が起こるのは、酸素や栄養を早く循環させる必要があるからでしょう。息は吐くよりも力強く吸いがちで、口呼吸になりやすいです。

戦っているときは、食事をしている場合ではなくなります。胃腸の動きは抑制され、食べる気持ちになりづらく、あるいは義務的に食べています。そして排泄をしている場合でもなくなってきます。便意を感じにくかったり、排便の機会を逃したり我慢したりするので、便秘になりがちです。

手のひらや足の裏にも汗をかいて、戦うために、物をつかんだり早く動けるように手足の状態が準備されます。

全身のあらゆる筋肉が力んで、どうにか動こうと必死です。エネルギーがかなり必要な状態なので、食べ物以外の部分、例えば肝臓や筋肉からも栄養素を分解し、エネルギーを作り出している状態です。

赤の生理反応が出ると感情はどうなる？

以上のような体の反応があなたに起きていると想像してみてください。どんな気持ちや感情が湧いてきますか？

心配、不安、恐怖、焦り、動揺、パニックといった、落ち着かない、逃げたくなるような感情が生じるでしょう。あるいは、不愉快、不機嫌、怒り、憤慨、恨み、憎悪、憎しみといった、戦いたくなるような感情が生じるでしょう。

このような感覚や感情の状態が続くと、どんな言葉や考えが浮かぶでしょうか。「どうしたらいいの？」「何が正しいの？」「大変なことになった」「逃げたい」「どっかに行ってほしい」「ミスしちゃいけない」「間違っている」「〜すべき」「急げ」「どうしてこうなるの」「ありえない」——このような言葉や考えが自動的に浮かぶことでしょう。

「正しい－間違い」「普通－異常」「良い－悪い」という**ジャッジメント的な考えが自動的に出てくる**と思われます。

逆にいうと、このような感情や考えがよく出てくるのであれば、赤の神経が活発な状態であると思っていただいていいでしょう。「**戦うことと逃げることに役立つ考え**」という表現もできます。心と体はつながっていて、一緒に連動して反応しているのです。本書では、この視点を重要視しています。

日本語では赤色の状態を表現する際に、「頭に血が上る」「腹が立つ」「口を尖らす」「青筋を立てる」というように、体の部位を使うことがあります。そこからも心の動きは体の反応と密接に関連しているということがわかります。

ストレス（危険な）場面に遭遇すると、人（動物）の体は「動くことで安全を確保する」「筋肉を動かしてエネルギーを発散する」ように本能的にできているのです。そして動くことで安全や安心を手に入れて、エネルギーが適切に発散できたら、落ち着くようにできているのです。運動が健康にいいのはそのためかもしれません。

1-3 青（背側迷走神経複合体）さんの紹介

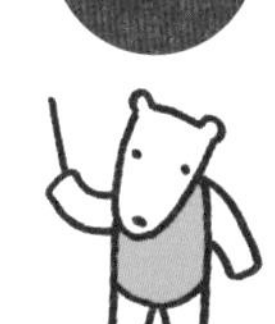

今度は、青さんのイラストを見てみましょう。青の神経が働いているときの生理反応・体の反応を紹介します。これももちろん、ここで挙げたような反応が必ずすべて起こるという意味ではなく、あくまで目安として参考にしてください。

我々人間も含めた動物は、赤の生活が長く続く（戦い続ける、頑張り続ける）とエネルギーがなくなって、青の神経がブレーキをかけて、次に紹介するような体の反応が起こると考えられています。

あるいは、赤の神経を使って活動することができないくらい（逃げられないと体が判断するくらい）の命の危険な状況に遭遇したら、青の神経がブレーキをかけて、次に紹介するような体の反応が起こると考えられています。

青の神経が働いているときの反応

青が働くと、体全体が止まる側に向かいます。倦怠感があり体が重たくなり動きづらくなります。力が入りにくく疲れやすくなります。外の情報を取り入れる余裕がなくなる、あるいは取り入れたくなくなります。

情報だけでなく、光や音、他人とも接したくなくなり、食事もとりたくなくなります。外部をシャットダウンし、閉じこもりたくなる感覚です。

光が眩しく感じてしまい、周囲を見たくなくなります。音も声もあまり聞きたくなくなります。テレビ番組や音楽はノイズのように聞こえることでしょう。食べ物の味が感じにくくなり、おいしさを感じられないでしょう。匂いや肌触りなども含めた、五感が鈍感になることでしょう。

呼吸の速さもスローになり、ゆっくりとした浅い呼吸になります。血圧も下がり脈拍も遅くなります。動くスピードが全体的に遅くなり、普段できていたことに時間がかかります。

青の生理反応が出ると感情はどうなる？

以上のような体が動きにくい生理反応があなたに起きていると想像してみてください。どんな気持ちや感情が湧いてきますか？

憂うつ、悲しみ、あきらめ、途方にくれる、恥、劣等感、罪悪感、無力感、無感動、消えたい・死にたい気持ち……ブレーキをかけられたような感情が自動的に起こります。「体が止まるために必要な感情」という表現もできます。

このような感覚や感情を感じていると、どんな言葉や考えが浮かぶでしょうか。

「どうせできない」「もういいや」「もうだめだ」「終わりにしたい」「休みたい」「放

っておいてほしい」「どうでもいい」「会いたくない」「頭が回らない」「よくわからない」「かかわらないで」「一人にして」――このような言葉や考えが自動的に浮かぶことでしょう。これらの言葉や思考は、**ストレスになるものからいったん離れて一人になり、活動レベルを下げて充電の方向に向かうことを目的としたもの**といえます。

他人からは「ネガティブ思考」と呼ばれて、好きでそういうことを考えていると思われがちですが、体が青だとそういう考え方が自動的に出てしまうものなのです。性格がネガティブなのだと結論づけることはおすすめしません。

ここで書いたような感情や考えが浮かんでいるときは、青の神経が働いていると考えてほしいのです。心と体はつながっていて、一緒に連動し反応しています。

日本語では青色の感情を表現する際に、「頭がうなだれる」「顔色を失う（顔面蒼白）」「目を覆う」「腰を抜かす」「足が重い」といったように、体の部位を使うことがあります。

赤の神経で対処できない場面に遭遇すると受動的になり、止まってじっとすることで災難が去る（安全になる）のを待つという青の生理反応が起こるのです。そして、安全になったと認識したら、次の緑の神経が反応しはじめます。

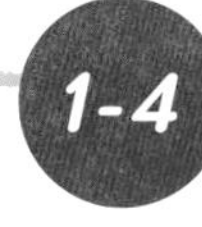

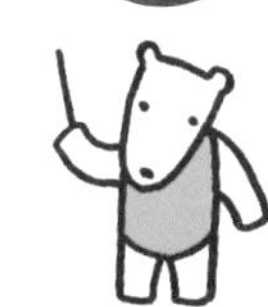

緑（腹側迷走神経複合体）さんの紹介

最後に、緑さんのイラストを見てみましょう。ニコニコして穏やかそうな雰囲気ですよね。このような表情だと、周りの人や動物も、なんだか緑さんに近づきたくなるかもしれません。

我々人間も含めた哺乳類は「群れ」で過ごしています。緑の神経はこの群れを作るときに重要な神経と考えられています。群れとともにいる感覚、仲間と一緒にいる感覚を感じると、安全や安心を感じるのです。このように緑の神経が働いているときの生理反応・体の反応を紹介します。

緑の生理反応の状態は、相手にも安心感を与える可能性が高い体の状態だと考えられます。

緑の神経が働いているときの反応

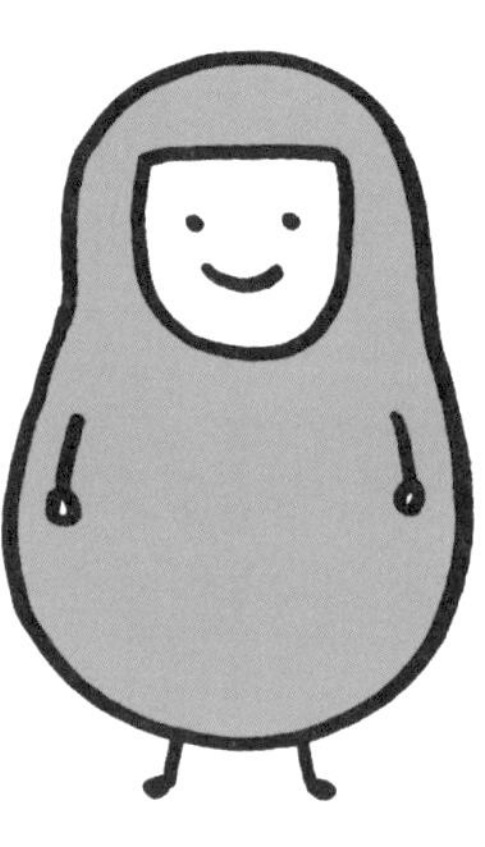

脈拍や血圧は、高くもなく低くもなくちょうどよい感じです。呼吸の速さも速すぎず遅すぎず、呼吸の深さも浅すぎず深すぎずという状態です。

筋肉も、緊張して力んだ感じでもなく、とはいえ脱力しすぎでもない感じです。話すスピードや動作の速さもちょうどよく、顔の表情は、目元が柔らかく目尻が下がり、口角が上がって笑顔に近い状態です。

声の高さも、かん高いような高音でもなく、威嚇するような太い低音でもなく、ちょうどよい高さの声になります。

この「ちょうどよい」というのは「相手に安全感や安心感を与えたりするという意味でちょうどよい」ということです。「人が安心を感じやすい非言語表現が自然と表出している」といえるでしょう。

緑の生理反応が出ると感情はどうなる？

以上のような体の反応になっているときには、どのような感情や気持ちを抱きやすいでしょうか。

安心感、安全感、信頼感、穏やか、平和、愛おしい、あたたかい、好奇心、喜び、爽やか、感動的、仲間感、一体感、おまかせ感、誇らしいというような感覚になると思います。

このような体の反応や感情になっているときには、どのような言葉や考えが浮かぶでしょうか。

「いつもありがとう」「おかげさまだな」「ご縁をいただいて嬉しい」「恵まれている

な」「よくできたな」「すごいな、感動する」「何か一緒にやろう」「自分のことのように嬉しいよ」「あれもいいし、これもいい（「あれか、これか」の二者択一ではない）」「自然にゆだねよう」「まかせてみよう」「なるようになる」「私たちいい感じ」——というような言葉や考え方が自然と浮かんできます。

このような考えや感情になっているときは緑の神経が動いているといえるでしょう。心と体は連動してつながっているのです。

日本語では緑色の状態を表現する際に、「目を細める」「眉を開く」「温顔（おんがん）」「息が合う」「ほっぺたが落ちる」「鼻が高い」「手を合わせる」「腑に落ちる」「心が躍る」「心を開く」「心を寄せる」というように、体の部位を用いた表現を使うことがあります。

＊＊＊＊＊

以上が、ポリ語で使う3色のキャラクターの紹介です。ポリ語では、「3色の神経が、24時間365日いろんなバランスで動いていて、我々の命を守っている」という考え方をしていきます。

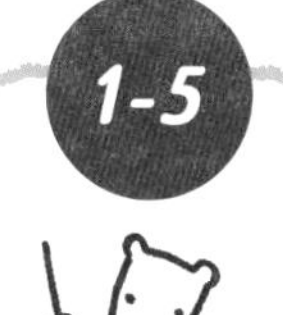

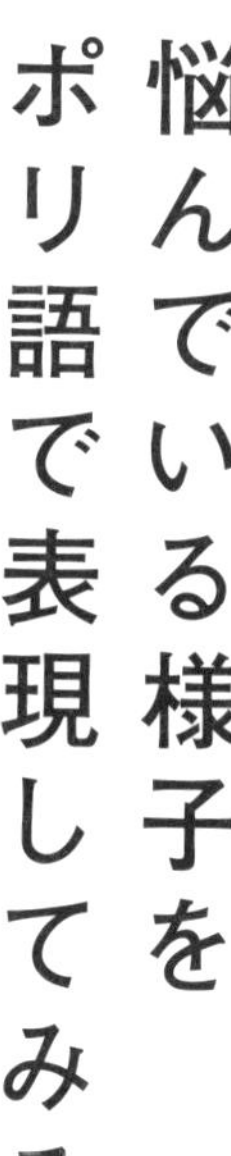

悩んでいる様子をポリ語で表現してみる

さて、序章の冒頭で悩みの三大テーマは「人間関係」「健康」「お金」だと紹介しました。これらの悩みは、3つの自律神経で考えるとどのように表現できるでしょうか。

悩んでいるときというのは、多くの場合、心配や不安で落ち着かない、正しい答えを探し続けている、興奮している、焦っているというような状態であることでしょう。これはポリ語で言うと、体が赤になって活発な状態だといえます。**悩んでいるときは心がおかしいのではなく、神経系が高ぶっていると表現できます。**

また、悩んでいるときというのは、落ち込み、悲しみ、恥ずかしい、やる気が出ない、人と話したくないという状態でもあるでしょう。これはポリ語で言うと、体が青になってエネルギーが低い状態といえます。**悩んでいるときは心がおかしいのではなく、神経系が低い状態になっているとも表現できます。**

つまり悩んでいるときは、人の体は赤か青になっている可能性が高いと考えてみるのです。体が、つまり自律神経が赤や青になっているときは、心も赤や青になっているのです。

序章では「葛藤」についても紹介しました。例えば「焦っているけどやりたくない」「やる気がないのに興奮して落ち着かない」という状態は、一見矛盾しているように見えます。しかし自律神経から見ると、赤と青が同時に反応することで、このような状態になることはあり得ると考えられます。

このように、悩んでいる状態の心だけを分析するのではなく、3色で表して「自分の体の状態を観察する」「自分の体の状態を理解する」ことが重要なのです。

赤と青はそのままに。緑を活かした生活を

ここで、本書で最も伝えたいキーワードを紹介します。それは、「**赤と青はそのままに。緑を活かした生活を**」です。

「赤と青の状態を無理に変えようとするのではなくて、体を整えてから、問題に取り組む」——本書では、この視点を重要視しています。「体を整える方法」のひとつ

としてポリヴェーガル理論からヒントを得る、ということです。ポリ語で説明すると、**「悩みの内容を解決する前にまず〝体が緑になる取り組み〟を優先させる。そしてその習慣をつけること」**を本書ではお勧めしているのです。

「心を整える」と「体を整える」

「体を整える方法」について詳しくは第4章で解説しますが、ここでは「心を整える」ことと「体を整える」ことについて、簡単に説明します。

「心」には定義はいろいろありますが、ここでは考えや気持ちということにしておきましょう。つまり、「心を整える」とは、「考えを整理する」「気持ちを整理する」ということになります。

「心を整える」だけではなく「心を変える」ことが重要だという意見もあるでしょう。では、「心を変える」とは、どのようにすることなのでしょうか。

一般的には、ネガティブな考えをポジティブにする――つまり、良い経験になったなどと考え方を変える、良いところに目を向ける、忘れる、認知の歪みに気づいて修正する、原因を考える、なぜこうなったのか考えを整理する、メリットとデメリットを整理する——などが挙げられます。序章で紹介したハウツー本の考えに近いかもしれません。

一方、体を整えるというのは、考えや感情を整えることはいったん置いておいて、体のコンディションを整えるということです。体はいろいろなパーツから成り立っているので、体のどこを整えてもいいと思います。

例えば、筋肉を緩めたり動かしたりして整える。目や喉が渇いていたら潤いを与えて整える。汚れている部分を洗う。お腹が空いていたら何か食べる。呼吸を整える。足の裏をマッサージする——などです。

なぜ本書では「心を整える」と「体を整える」の両方を大切にするかというと、私の心療内科での臨床経験がベースになっています。

私が毎日お会いするお悩みを抱えた人は、「考えを変えたくても変えられない」「気持ちを整えようと思ってもなかなかうまくいかない」ということで苦しんでいるケースが多いからです。多くの人が「自分の心」に問題があって、それを変えないと悩みは解決しないと思い込んでいるようです。そう思い込んでしまうのには、いろいろな社会的な要因や対人関係の影響があると思います。

そのような臨床経験からくる「心（気分や考え方）を変えなくてはいけない」という苦しみから少しでも流れを変えるために、「体を整える」という、違った要素を取り入れてほしいと、私は強調したいのです。

西洋的な考え方は「心と体を別にして考える」というのが主流ですが、東洋的な考え方の多くは「心も体もひとつ」ということを説いています。念のため、お伝えしますが「心と体を別にして考えることが良くない」とは思っていません。そう考えるだけではうまくいかないこともあるので、別の方針を提案しているということです。

この東洋的な**「心と体はひとつ」という考え方のキーワードになる体の部位が「自律神経」なのです。つまり「自律神経（のバランス）を整える」ということが「心と体を整える」ということにもなる**と、私は思うのです。

では次章から、ポリヴェーガル理論をヒントにした、悩みの解決・解消法に役立つ「ポリ語」について、より詳しく紹介していきましょう。

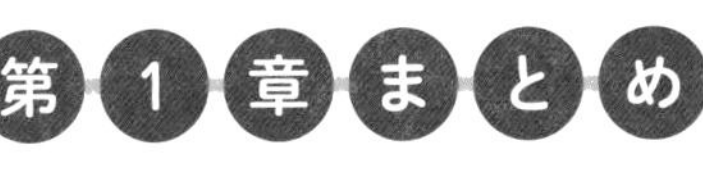

第1章まとめ

- ポリヴェーガル理論は、交感神経（赤）・背側迷走神経複合体（青）・腹側迷走神経複合体（緑）の3種類で自律神経を捉える考え方をする
- 「ポリ語」はポリヴェーガル理論をわかりやすく、使いやすく、伝えやすくするための工夫である
- 赤はアクセル機能、青はブレーキ機能、緑はその両色をバランスよく調整するためのチューニング機能（穏やかなブレーキ）と考えられている
- 自律神経の反応は、本人の意志とは別に動いており、心と体はセットになって3種類の方法で反応している
- 心だけに注目をせず、心と体の両方に注目してみる

第2章

3色についての理解を深めよう

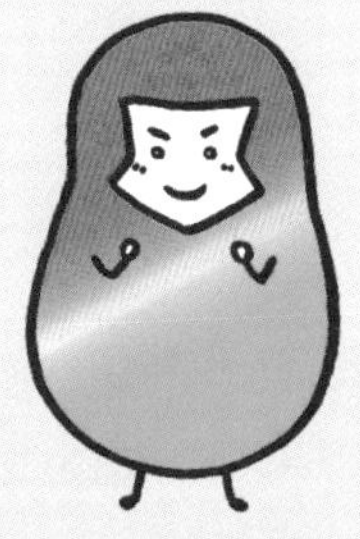
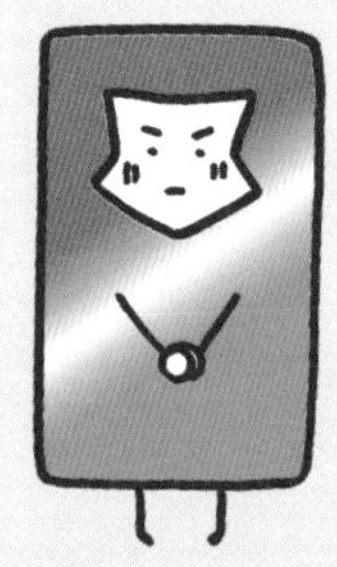
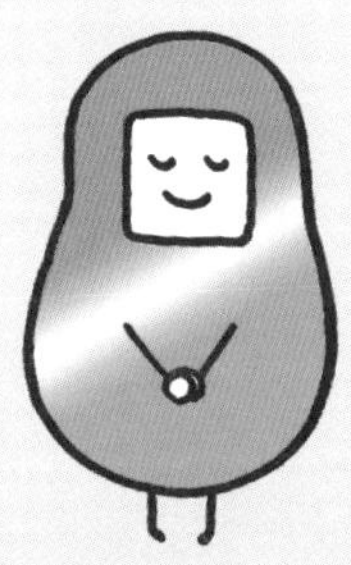

さて、自律神経やポリ語に興味を抱いてきましたか？

ポリ語では「自律神経は3色で反応する」という考え方をします。そして「自律神経は、何かの〝刺激〟に反射する生理反応」であるという捉え方をします。

花粉が鼻に入ったら、くしゃみや鼻水が出て花粉を外に出そうとする生理反応が起こります。腐ったものを食べてしまったら、異物を体の外に出すために嘔吐や下痢という生理反応が起こります。これらも自律神経が影響して生理反応を起こしています。

それと同じで**「ある刺激」に出会うと赤が反応し**、また別の**「ある刺激」に出会うと青が反応し**、別の**「ある刺激」に出会うと緑が反応する**——そういうふうに覚えておいてください。

もちろんこのように単純ではないのですが、初学者はまずそう覚えておくといいでしょう。私の赤は何に反応して出てくるのだろう、私の青は何に反応して出てくるのだろう、私の緑は何に反応して出てくるのだろう——そういう連想をしてほしいと思います。

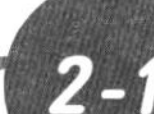

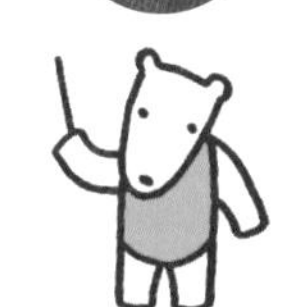

赤さんについて理解しよう

赤を理解するために、「刺激と反応」というセットで捉える練習をしてみましょう。

一般的には、**「体（神経）が危険と感じたら赤が反応する」**と考えます。大きな音、威嚇する声や表情、戦うそぶりを示した人や動物、想定外の出来事など、「危ないぞ！」と感じたとき、体は瞬時に赤くなります。赤は危ないことから何か大事なものを守るために働いているのです。

自分の体が傷つかないように、自分の心が傷つかないように、自分の大事な人が傷つかないように、自分のこれまでの努力を否定されないように、自分の大事な考え方が批判されないように、自分が大事にしている価値感を非難されないように、自分の大事な文化を崩されないように、自分のプライドを守るために……赤が働くという考え方です。

逆にいうと、**あなたの体が赤の反応をしたときは、何か大事なもの（こと）が傷つく、**

否定される、批判されると、体が察知したのかもしれません。大事なもの（こと）を守るために、一刻も早く身構えて、戦うか、あるいは逃げるかもしくは警戒したほうがいいぞ、と体が感じたのかもしれません。

赤を理解する方法をまとめますと、次のようになります。

❶ 今、生じている生理・心理反応から赤が反応していることに気づく（反応の詳細は、第1章を参照してください）
❷ どんな「刺激」に反応しているのかに気づき、その刺激からいったん離れてほしがっている赤の気持ちに気づく
❸ 「赤は何から何を守りたかったのか」ということに気づく

このようにすることで、あなたの赤を理解できるのではないでしょうか。ぜひそのときに出てきた赤を理解してほしいのです。それは赤さんと仲良くなるためです。

どんな刺激に赤は反応している？

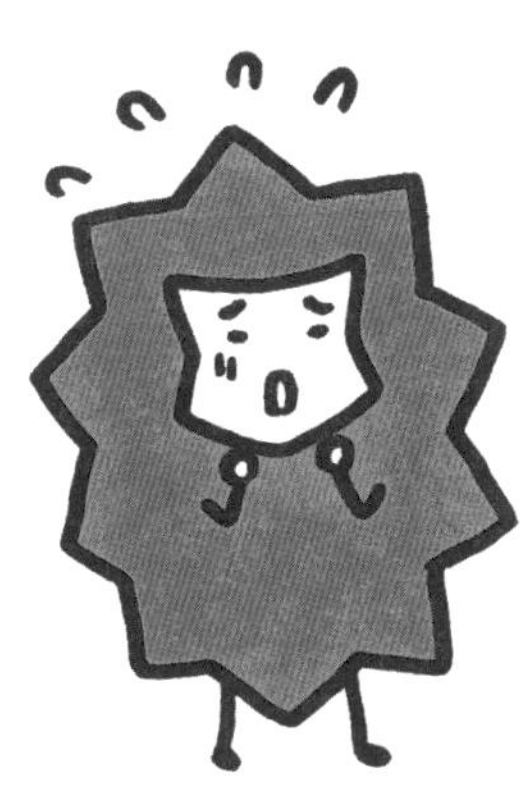
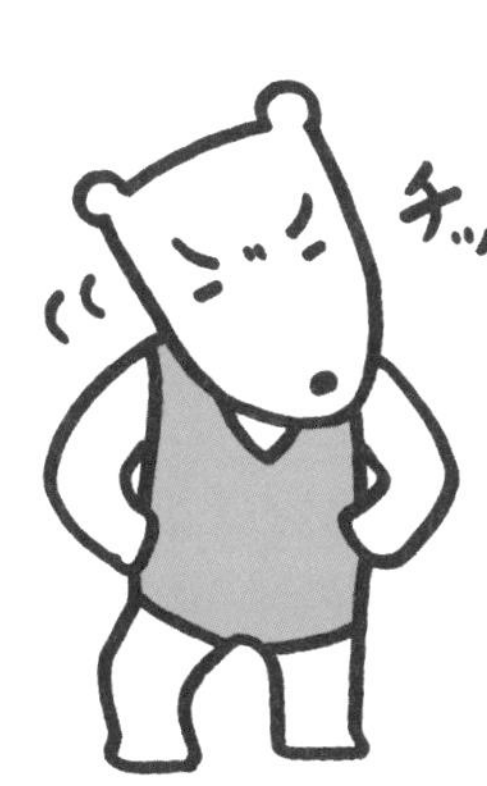

赤色の反応が出てくるケースを知ろう

例を挙げてみましょう。ポリ語による表現方法の例示にもなります。

「お父さんが舌打ちをしたのでドキドキ、ソワソワして私は部屋から出た」という人がいました。この場合、「お父さんの舌打ちが刺激になり体が赤くなって離れた」と表現します。

「知人2人が楽しそうにこちらをチラチラ見ながらおしゃべりしていて、笑われているのかもしれない、ちゃんとしなきゃいけないと、ずっと考えてしまいました」という人がいました。この場合、「知人が笑っている様子が刺激になり体が赤くなった」と表現します。

「先生からのメールに『成績が悪いのであなただけ特別居残り勉強してもらう』と書いてあって、その日の夜はなかなか眠れなかった」という人がいました。この場合、「成績が悪いと書いてあるメールが刺激で体が赤くなった」と表現します。

ここで挙げたようなケースの場合、とりあえず、「お父さん・知人・先生のメールからいったん離れることで、体が過剰な赤になることを防ぐ」ことが「体を調整する第一歩」と考えられます。

「これくらいのことでドキドキするのは私のメンタルが弱いからだ」「笑われても気にしなければいいのだからポジティブに考えよう」というような捉え方もありますが、ポリ語では、「刺激」があったので、生理的な「反応」があった（だけ）と捉えます。

さらにお父さん・知人・先生のメールという刺激から何を守りたかったのか、ということを想像することも大切です。自分の身の安全、安心したい心、人と仲良くしたい想いなどを守りたかったのかもしれません。

それはあなたがそう考えているというよりは、体がそれを反射的に守りたがっているという考え方を、ポリ語ではします。

赤は「門番」のようなもの

ある患者さんが「**私の赤は門番みたいなものですね**」とおっしゃっていました。赤は「大事なもの（こと）を外敵や異物から守る」ために働くので、確かに「門番」のイメージかもしれません。あるいは、「火を消す消防士」「パトロール隊」「警察官」「レスキュー隊」というイメージを持つ人もいます。

子猫を守る親猫は赤になりますし、縄張りを荒らされそうになったライオンも赤になって戦います。子どもを守る親も、クラスの教え子たちを守る先生も、命を落とさないように救助する医療者も、大切な社員を守る社長さんも、いじめられたときに反撃する人も、疲れた状態で他人に何か言われたときに逆ギレしてしまう人も、みんな赤の反応が出るのは自然なことなのです。

赤は、「一生懸命に大切なもの（こと）を守っている大事な生理反応（自然な反応）」と、ポリ語では考えます。

今紹介した「刺激」は外側にあるものです。「**外的刺激**」といってもいいかもしれません。自律神経はこのような外的刺激に反応しますが、「**内的刺激**」にも反応します。

内的刺激というのは、体の状態や心の状態です。体や心のコンディションといってもいいでしょう。

例えば、お腹が空いてイライラすることもあるでしょう。腰が痛くてその痛みに対してイラつくこともあるでしょう。嫌なことを思い出してソワソワすることもあるでしょう。楽しいことを思い出してワクワクして活発になることもあるでしょう。このように、内側の刺激がきっかけとなって3色が反応することもあるという視点も持っておきましょう。

赤になる「刺激」は人間関係だけではない

もう一つ大切なことをお伝えしましょう。「刺激」は人間関係だけではありません。自律神経は、いろんなものから体を守ろうと試みています。例えば、音や光、気温差や気圧などからも体を守っています。あるいは環境汚染物質のような毒物も、体にとっては「異質な刺激」です。

食べ物や飲み物の観点から見ると、人によっては、アルコール、人工甘味料、保存料なども異物と判断され、赤が反応することがあります（本来はもっと細かい体のメカニズムが反応しているのですが、ここでは簡略化して紹介しています）。カフェインが体に入ると体が赤になりやすいことが知られています。栄養ドリンクやコーヒーを毎日飲むことは、実は自ら赤になっているようなものです。

このように、**自分の外にある刺激や、自分の内側（体や心のコンディション）からの刺激がきっかけとなって「赤が反応する」という特徴がある**ことを覚えておいてほしいのです。

どうでしょう。赤の大事な役割や目的などが理解できたでしょうか。あなたの神経がこのような想いで赤になっているということを知って、あなたはどのように感じましたか？

あなたがイライラしたり逃げ出したくなるのは、性格やメンタルの強弱ではなく、「自律神経の赤が反応している」からです。そしてそれを「**大事なもの（こと）を守ろうとしている生理現象**」として捉えることで、少しでも赤に対して愛着や感謝の気持ちが芽生えてきたら素晴らしいことです。

「門番さん、消防士さん、パトロール隊、レスキュー隊のみんな、ありがとう。私の大事なもの（こと）を守ろうとしているのですね」とあなたの赤に伝えてあげてください。何か赤の思いを感じることができたら、あなたと体がコミュニケーションをしてチームになっている瞬間です。自律神経と共存した生き方です。

赤に対して赤や青で反応しすぎないようにする

赤の神経が反応している状態は、なんだか嫌われやすくなります。イライラして、戦う素振りを見せてきて、焦っていて、急いでいる――そんな人が近くにいたらどうでしょう。おそらく、そういう人を否定的に思うことが多いのではないでしょうか。

赤の神経は嫌われがちですし、自分の赤を変えようと努力したり（赤）、そんな自分を情けなく思ってしまう（青）人もいます。「イライラする自分が嫌」「緊張しやすい自分が情けない」「すぐ興奮する自分はおかしいと思う」といった悩みもよく聞きます。

赤が出ている人に出会うと自分も赤になるのは自然な反応です。さらに、自分の赤に気づいたとき、その赤に対してさらに自分自身が赤で反応してしまうのも自然な反応なのです（表現が段々ややこしくなってきましたね）。

ここで大事なのは**「自分の赤を赤で反応しすぎないようにする」「自分の赤を緑の**

赤と上手に付き合おう

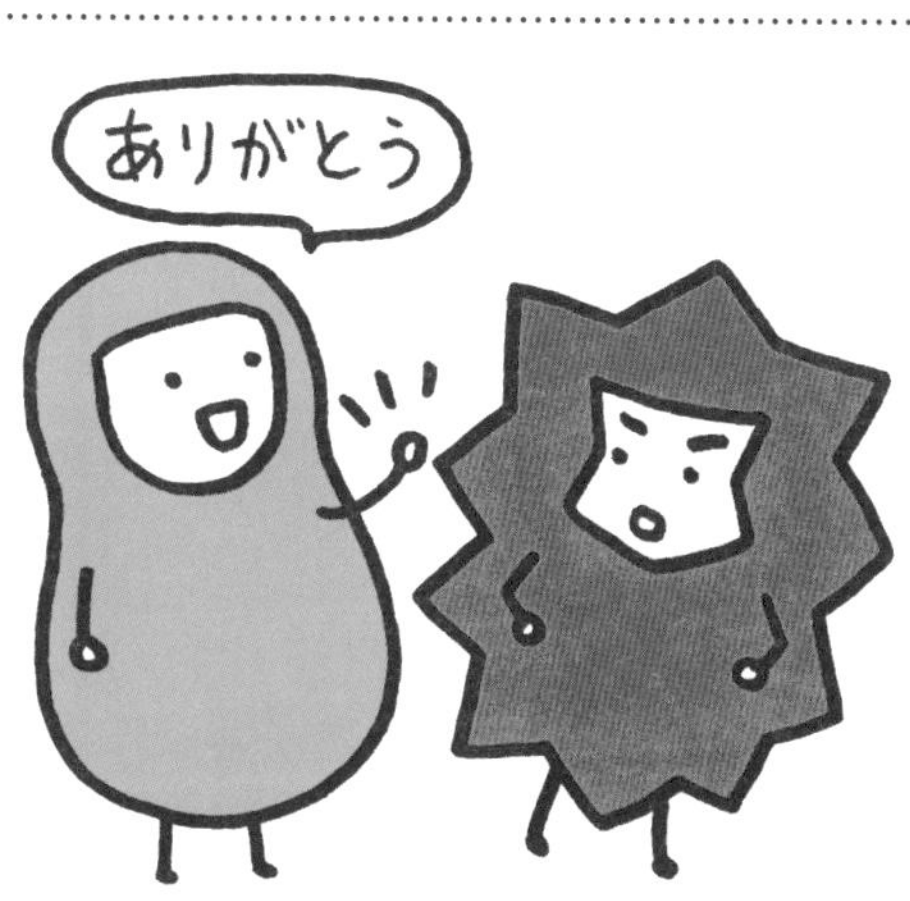

安心で包み込む」「赤になって当然なのだという緑でカバーする」というイメージをトライしてみることです。

具体的には「**イライラしているのは私の体の赤が反応したのだな。そんな自分が嫌になるけど、生理反応だし命を守る体の反応だから仕方ないか。むしろ守ってくれているから感謝できるようになるといいな**」というイメージから始めてみてはどうでしょう。

本書のキーワード、「**赤はそのままに**」はそのような意味合いで使っています。少しずつでいいので、自分の赤を理解し、赤とのかかわり方をあなたなりに見つけていってほしいと思います。

2-2

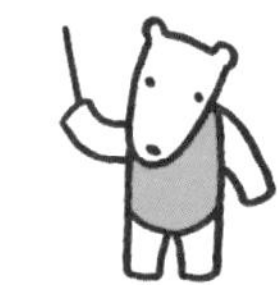

青さんについて理解しよう

今度は青を理解するために、「刺激と反応」というセットで捉える練習をしてみましょう。

体が青で反応するときは、赤でうまくいかない「刺激」に出会ったときと考えられています。 ２つパターンがあります。

１つは、例えば**赤で頑張って、やり続けて、燃え続けたけどうまくいかないとき**です。頑張ったあとに疲れたという状態です。もう1つは、**赤で対処する間もないほどの危険（命の危機）に出会ったとき**です。

自然災害、犯罪、暴言暴力に巻き込まれたときは、戦ったり逃げたりする間もなく青になったほうがいいと体（神経）が判断することがあります。赤ではうまくいかないと体が判断したときに青の力を借りるのです。

赤は動いて大事なもの（こと）を守る特徴がありますが、青は動かないで大事なものを守るという特徴があります。大事なもの（こと）というよりは、その本人の命そのものといっていいかもしれません。あなたがいくら他人のことが大事と思っても、大切な用事や行事があったとしても、体や神経はあなたの命を最優先に考えるようにできています。**青の反応が出ているときには「今のコンディションではあなたの命が危ないから止まってくれないか」「大切なことがなんだったか今一度思い出すために立ち止まらないか」と青が言っている、と解釈することをお勧めします。**そうすると青と仲良くなれて、青のことがもっと理解できることでしょう。

青を理解する方法をまとめますと次のようになります。

❶ 今、生じている生理・心理反応から青が反応していることに気づく（反応の詳細は第１章を参照してください）
❷ 赤（活動や戦い）ではうまくいかないと体が判断していることに気づく
❸「とりあえず今は止まって体を整えてほしい」という青の想いに気づく

こうすることで、あなたの青を理解できるのではないでしょうか。ぜひそのときに

どんな刺激に青は反応している？

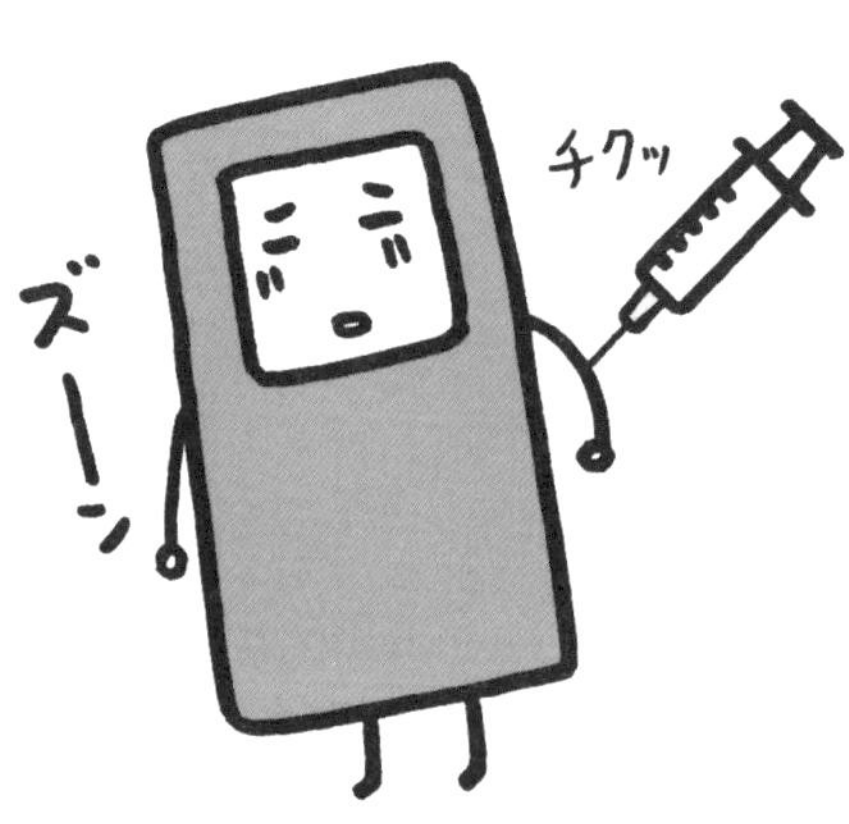

出てきた青を理解してほしいのです。それは青さんと仲良くなるためです。

青色の反応が出てくるケースを知ろう

例を挙げてみましょう。ポリ語による表現方法の例示にもなります。

「切りのいいところまで頑張ろうと思ったけど、寝てしまった」という人がいました。「注射を打ったら、頭がくらくらして寝込んでしまった」という人もいました。この場合、ポリ語では、赤で頑張っていたけど「今の体調では寝たほうがいいと青が判断した」という表現をします。

「そろそろ用事を終わらせようと思っ

ていたけど、なんとなくやる気がなくなった。よく考えたら、しばらく何も食べていなかった」「仕事がはかどらなくて集中できなかったが、最近睡眠不足だったことに気づいた」という人もいました。

このように、「刺激」に対して青が「反応」して「ブレーキをかけて止まろうよ」と我々に教えている、とポリ語では解釈します。

また先ほども述べたように、自律神経は外側の刺激だけではなく、内側の刺激（例えば、体や心の状態）にも反応しています。「急に痛みが走って体が動けなくなった」「がっかりした出来事を思い出して落ち込んだ」など、体や心の状態が「刺激」となって青が反応するということもあるでしょう。

青は「ドクターストップ」のようなもの

ある人は「**私の青はドクターストップみたいなものですね**」とおっしゃっていました。青は「命を守るためにいろんな活動を止める役割」なので、確かに「ドクターストップ」のイメージかもしれません。パソコンの「フリーズ」や「シャットダウン」の状態、コピー機の「省エネモード」というイメージを持つ人もいます。

ウサギもモルモットといった動物も、天敵に遭遇したら「死んだふり反応」を起こすようです。あるいは仰向けに寝かせると動かなくなることがあります。これも青の神経の作用です。これはある意味「動物が生き延びる最終的な戦略」といえるのかもしれません。

怒鳴られて頭が真っ白になって動けなくなる現象も、何日も連続で活動しすぎて翌日の朝に起きられなくなる現象も、忙しい毎日の中で物覚えが悪くなるのも、余裕がなくなって人前で笑えなくなるのも、青が「省エネモード」にして命を守っている、とポリ語では解釈します。

このように「スムーズに動けなくなること」「体が止まる方向に向かうこと」は、青が正常に機能している証拠です。

どうでしょう。青の大事な役割や目的などが理解できたでしょうか。あなたの神経がこのような想いで青になっているということを知って、あなたはどのように感じましたか？

青に対して少し愛着や感謝の気持ちが芽生えてきたら素晴らしいことです。

「ストップをかけてくれたドクターさん、省エネモードにしてくれた青さん、ありがとう。私の命や体を守ろうとしているのですね」とあなたの青に伝えてあげてください。何か青の思いを感じることができたら、あなたと体がコミュニケーションをしてチームになっている瞬間です。自律神経と共存した生き方です。

青に対して赤や青で反応しすぎないようにする

しかし青の神経が反応している状態は、なんだか嫌われやすいものです。あなたのそばに体が青になっている人が近づいてきたらどんな気持ちですか？　元気がなくて、話したくなさそうな表情で、動きがスローな状態である人が近くにいたらどう思いますか？　おそらく、そういう人を否定的に思ってしまうのではないでしょうか。

青の神経は何かと嫌われがちですし、自分自身が青になると、そんな自分を変えようと努力したり（赤）、そんな自分を情けなく思ってしまう（青）人もいます。

「ダラダラする自分が嫌」「動けない自分が情けない」「怠けている自分はおかしいと思う」などといった悩みもよく聞きます。「止まることは良くない」「活動しないことは許されない」という社会の考え方もあるので、そのように思ってしまうのも無理はありません。

ただ、ここで大事なのは**「自分の青を否定しすぎないようにする」**ことです。**「自**

青と上手に付き合おう

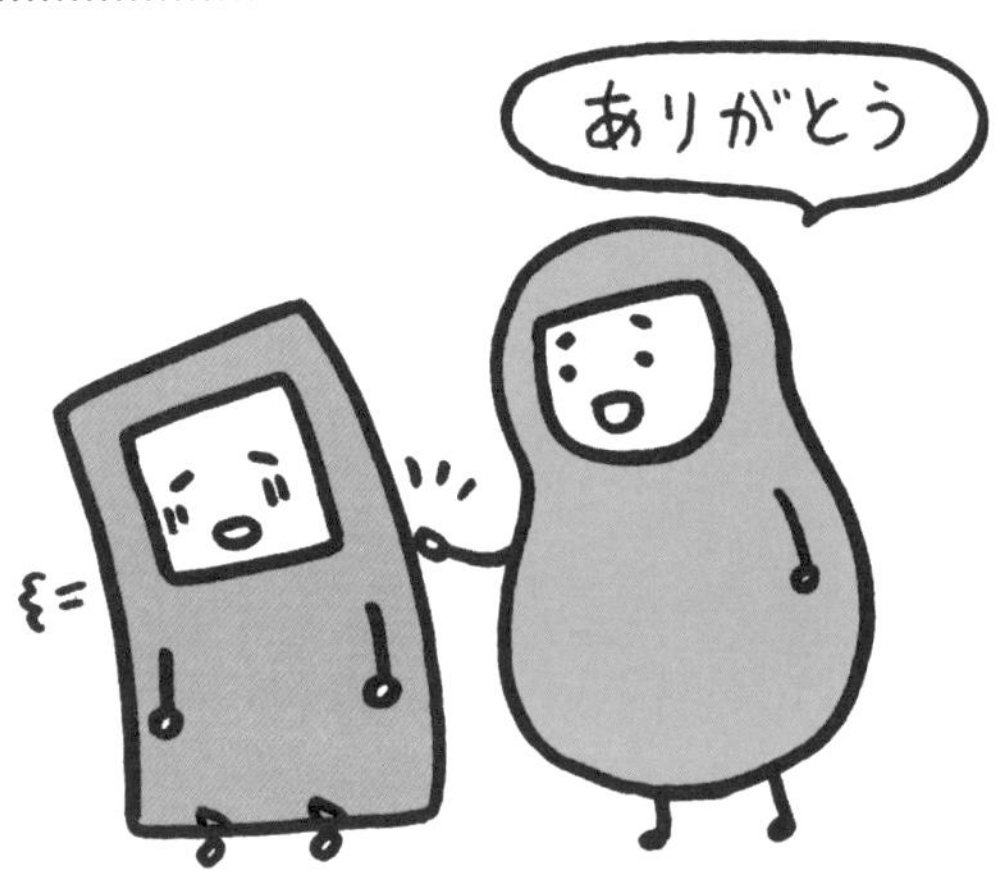

分の青を緑の安心で包み込む」というイメージをトライしてほしいのです。

具体的には、「**動けなくなってしまうのは私の体の青が反応したのだな。そんな自分が嫌になるけど、生理反応だし命を守る体の反応だから仕方ないか。むしろ守ってくれているから感謝できるようになるといいな**」という感じから始めてみてはどうでしょう。

本書では上記の流れから「**青はそのままに**」をキーワードにしています。少しずつでいいので、自分の青を理解し、青とのかかわり方をあなたなりに見つけていってほしいと思います。

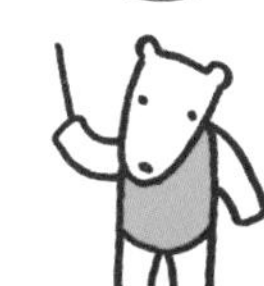

緑さんについて理解しよう

今度は緑を理解するために、「刺激と反応」というセットで捉える練習をしてみましょう。

体が緑で反応するときは、安心感や安全感を体が感じる刺激に出会ったときです。

例えば、人間や動物の赤ちゃんに出会ったとしましょう。あなたの体はどのように反応しますか？　あなたの顔はどのように変わりますか？　あなたの声はどのように変化しますか？　多くの人が、目尻が下がり、微笑み、表情が和らぎ、声も少し高くなるのではないでしょうか。

その反応は、意図してやっているものではないでしょう。「もし今度赤ちゃんに出会ったら、目尻を下げて口角を上げて微笑んで、声色も少し高めに話すぞ」と計画していないと思います。緑も、赤と青と同じく、刺激に反射しているのです。

我々は何かを見て、何かを聞いて、何かを嗅いで、何かを味わって、何かに触れて安心することがあります。あなたはどんなものを見て、聞いて、嗅いで、味わって、触れて安心を感じますか。そのシチュエーションを思い出してみてください。

自分が緑になろうという発想ではなく「どんな刺激に出会ったら体が緑になるかな」という発想が自然でしょう。「刺激と反応」のセットで考える練習です。

「緑は自分が本当に大切にしたいもの（こと）を思い出させてくれる役割」と解釈することをお勧めします。そうすると緑と仲良くなれて、緑のことがもっと理解できるようになるでしょう。

緑を理解する方法をまとめると次のようになります。

1. 今、生じている生理・心理反応から緑が反応していることに気づく（反応の詳細は第1章を参照してください）
2. 「体はどんな刺激を安全で安心と感じているか」ということに気づく
3. 「安全や安心を感じられた刺激を大切にしてほしい」という体の想いに気づく

こうすることで、あなたの緑を理解できるのではないでしょうか。ぜひそのときに

どんな刺激に緑は反応している？

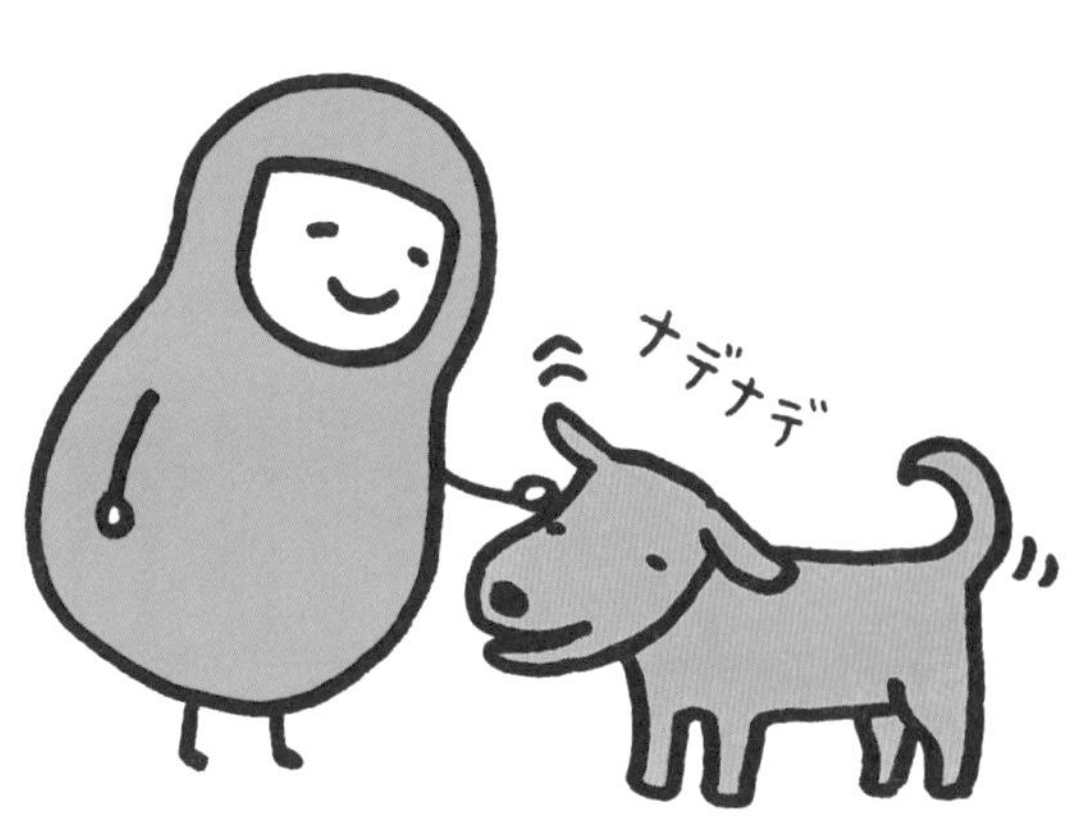

出てきた緑を理解してほしいのです。それは緑さんと仲良くなるためです。

緑と青の違いとは？

ここで、緑と青の違いを少し紹介しましょう。本書は初学者用なので、大雑把な説明になります。

緑と青は、両色ともブレーキ機能です。緑と青はともに、「スピードを落とす」「活動レベルを下げる」「止まる方向に向かう」ベクトルです。

両色の違いは、青は比較的強いブレーキで、止まることを目的としている一方、**緑は穏やかで、完全に止まるというよりは、スピードの調整をするためのブ**

レーキです。エンジンブレーキに近いでしょうか。

穏やかなブレーキが働いていて余裕があるため、緑は「今ある環境や自分のコンディションを観察できている状態」ともいえます。つまり、疲れているときの体は動けないですが、安心しているときの体は緩やかに動いている状態であるということです。

緑の反応が出ているケースを知ろう

緑の反応が出ているケースを挙げてみましょう。ポリ語による表現方法の例示にもなります。

「翌日の業務も気になりながらソワソワして家に帰ったら、ペットが私を迎えてくれて、ふと力が抜けて笑顔になってしまった」という人がいました。これは「赤から緑にシフトした」と表現できます。

「用事に行くのが面倒だなと思っていたら、ふと好きな歌手の新曲がテレビから流れてきて、ワクワクした清々しい気分になった」という人もいました。これは「青から緑にシフトした」と表現できます。

「庭の雑草取りを熱心にしていたら疲れて動けなくなった。ぐーっと背伸びをしたら雲がない真っ青でキレイな空に気づいて、爽快な気分になった」という人もいました。これは「赤から青そして緑にシフトした」と表現できます。

このように緑は、「刺激」に反応して「いったん、調整して安心しよう」「いったん、安全基地に戻ろう」と我々に教えている、とポリ語では解釈します。上記の例でいえば、ペット、好きな歌手、キレイな青空は大切な存在だよね、と**「緑が本人に教えている」**という表現をします。

緑は「羅針盤」のようなもの

ある方が「**私の緑は羅針盤みたいなものですね**」とおっしゃっていました。緑は「安心できるもの（こと）とつながって何が大切なのかを気づかせてくれる役割」なので、確かに「羅針盤」のイメージかもしれません。「初心にかえる」「ホームグラウンド」「ニュートラル」というイメージを持つ人もいます。緑は「安心するもの（こと）とつながって自分を守っている」とポリ語では解釈します。

どうでしょう。緑の大事な役割や目的などがご理解できたでしょうか？　あなたの神経がそういう想いで緑になっているということを知って、あなたはどのように感じるでしょうか？　緑に対して少し愛着や感謝の気持ちが芽生えてきたら、素晴らしいことです。

本書では上記の流れから「**緑を活かした生活を**」をキーワードにしています。少しずつでいいので、自分の緑を理解し、緑とのかかわり方をあなたなりに見つけていってほしいと思います。

＊＊＊＊＊

このように3色の神経はすべて我々の命や大事なものを守るために働いています。その守り方が3種類存在するという考え方です。

赤は戦ったり逃げたりして自分の命を守る方法で、**青は止まって省エネになって自分の命を守る方法**で、**緑は大事なものとつながって自分の命を守る方法**です。

「**3色の神経が我々に今何を伝えているのか**」**という理解ができると、体と一緒に人生を歩むことができます。**

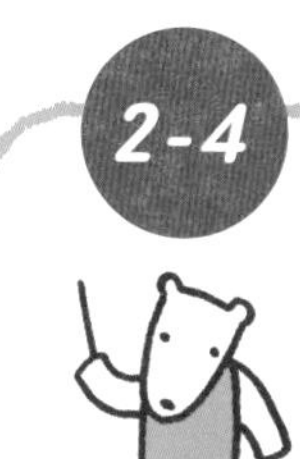

2-4 神経の「ブレンド」について知ろう

さて今度は「**ブレンド**」という概念を知ってもらいたいと思います。一般的な自律神経の考え方は「交感神経」と「副交感神経」の２種類で示され、両者のバランスが大切といわれます。しかし、２種類だとどっちが大事なのかという「二項対立」になりやすくなります。

よく「交感神経は良くなくて副交感神経が大事ということですね」とおっしゃる人がいますが、私はそのようには考えていません。人間の神経に良い悪いというのはなく、両方とも大切なものです。この考え方を重要視してほしいのです。

そこで、ポリヴェーガル理論の「ブレンド」という考え方を取り入れると、赤と青の両神経をより大切にできるようになります。そのキーワードになるのが「緑」の神経です。

ブレンドの特徴とは？

ブレンドの概念をよりよくわかってもらうため、緑の特徴を復習しましょう。緑は「つながる」神経といわれています。大事なものとつながると安心感・安全感を感じます。

緑は**「チューニング（調整）」**の神経ともいわれています。赤は**「アクセル」**、青は**「ブレーキ」**、そして緑は赤と青の幅を調整する機能があると考えられており、**「穏やかなブレーキ」**とも表現されます。穏やかなブレーキ機能があるので、スピードの調整ができるのです。細い道やカーブになった道を進む場合は、スピードの調整が大事です。安全や安心を感じられると余裕が生まれるので調整ができるということです。**緑は「赤にも行けるし青にも行ける状態」「アクセルも踏めるしブレーキも踏める状態」「どちらにもシフトできるニュートラルな状態」ともいえるでしょう。**

この緑の特徴を覚えておいてください。それをもとにして「ブレンド」の概念についての説明に移ります。

2-5

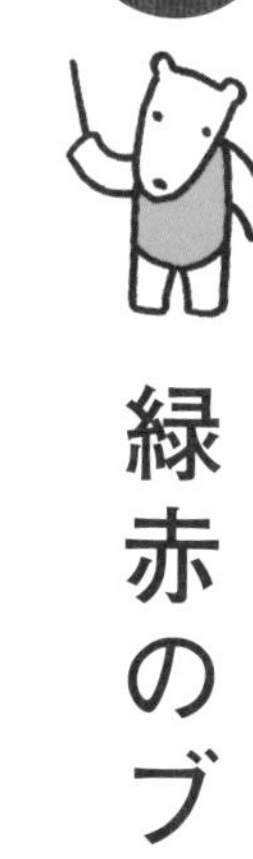

緑赤のブレンド

緑赤のブレンドは、**緑の神経と赤の神経の両方が働いている状態**です。

緑は「**安心・安全の感覚、つながりの感覚**」、赤は「**活動する・戦う・逃げる感覚、アクセルの感覚**」です。これをブレンドすると「**安心して活動する**」「**安心して戦う**」「**安全に逃げる**」「**安全を感じてアクセルを踏む**」という感覚になります。

あるいは「つながる感覚がありながら活動する」「一緒に戦う」「つながりを感じながら逃げる」「一緒にアクセルを踏む」とも表現できるでしょう。緑赤のイメージができたでしょうか？

緑赤のブレンドは「遊び」

ポリヴェーガル理論を作り上げたポージェス博士は、この緑赤のブレンドを「**遊び**」

緑赤は「遊び」のブレンド

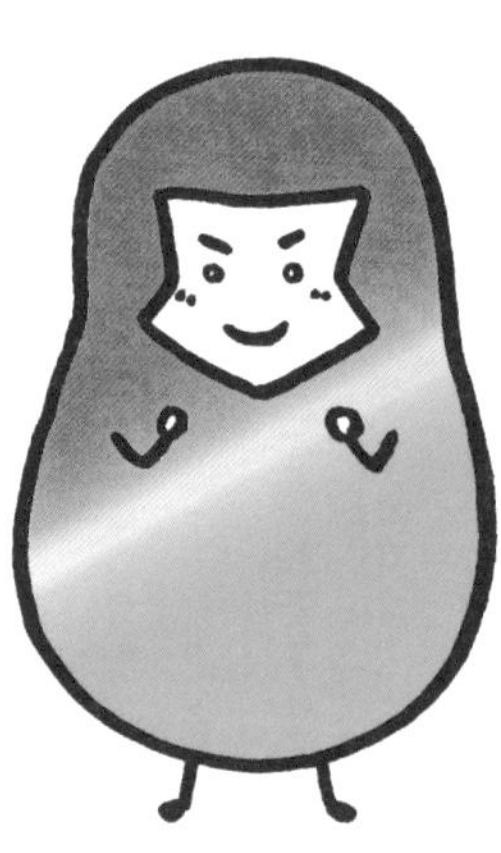

と表現しました。

動物の赤ちゃんも人間の子どもも、戯れあいながら遊びを通して「加減」を体験的に学んでいきます。プロレスごっこや鬼ごっこは、安心して戦って、安心して逃げる遊びです。カードゲームやボードゲームも、ルールを守りながら競い合います。スポーツも、ルールに則って選手同士が一生懸命戦っています。

ルールがあるという安心感・安全感を前提として一生懸命戦う姿は、ポリ語で表現すると「緑赤」といえるでしょう。

スポーツでは、ルールから外れたプレーをしたら審判がルールにもとづいて公平に判定してくれます。審判は、プレイヤーが「安心して安全に戦えるようにする役割」を担っているのです。

スポーツは、集団で戦う種目もあり、チームワークが求められます。

この**「みんなで戦う」「みんなで逃げる」「みんなで活動する」という感覚も「緑赤」**です。「遊びの感覚」には「安心感」「つながり感」「一体感」が必要なのかもしれません。

緑赤は「不安がない活動」

緑赤は**「不安がない活動」**ともいえます。緑がない赤は「不安からくる活動」「不安をなくしたいための活動」と表現できます。

「緑がない赤」と「緑赤」との間にはグラデーションがあります。**「安心とリスクのブレンド」**と表現することもあります（津田、２０２２）が、そのブレンドの配分も緑が調整してくれているのでしょう。

安心寄りな環境だと自律神経が判断したら、緑多めの緑赤に反応するでしょうし、危険寄りな環境だと自律神経が判断したら、緑少なめの緑赤として反応するでしょう。

誰と一緒に活動するのか、どんな場所で戦うのか、どんなつながりがあるところで

赤と緑赤のグラデーション（仕事を例に）

真っ赤でする仕事

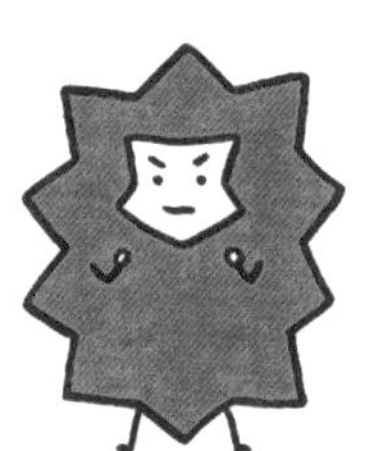

死ぬ気で仕事をする

クビになるかもと怯えて仕事する

同僚に負けないように仕事をする

相手に憎しみを感じながら仕事をする

赤でする仕事

慌てて急いで仕事をする

締め切りを気にして仕事をする

他人の機嫌を気にしながら仕事をする

早口で力みながら仕事をする

緑赤でする仕事

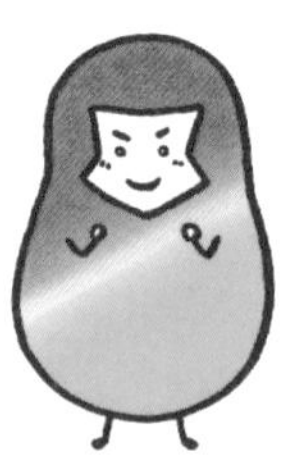

楽しんで仕事をする、失敗から学ぶ

仲間と一緒に仕事をする（チームワーク）

対話をしながら仕事をする

失敗を恐れずチャレンジ精神で仕事をする

アクセルを踏むのか、そのときの環境刺激によって、どんな緑赤になるのかが変わります。

あなたも、この「緑赤」の感覚を感じたことがあるでしょう。そのときのことを、ぜひ思い出してみてください。

2-6 緑青のブレンド

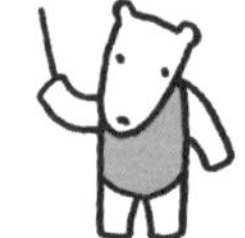

緑青のブレンドは、**緑の神経と青の神経の両方が働いている状態**です。緑は「**安心・安全の感覚、つながりの感覚**」、青は「**止まる・休む感覚、ブレーキの感覚**」です。これをブレンドすると「**安心して止まる**」「**安心して休む**」「**安全を感じながら省エネで過ごす**」「**安全な状態でブレーキを踏む**」**という感覚**です。

あるいは「つながる感覚がありながら休む」「一緒に休む」「つながりを感じながら省エネで過ごす」「一緒にブレーキを踏む」とも表現できるでしょう。緑青のイメージができたでしょうか?

緑青のブレンドは「愛」

ポリヴェーガル理論を作り上げたポージェス博士は、このブレンドを「**愛**」と表現

緑青は「愛」のブレンド

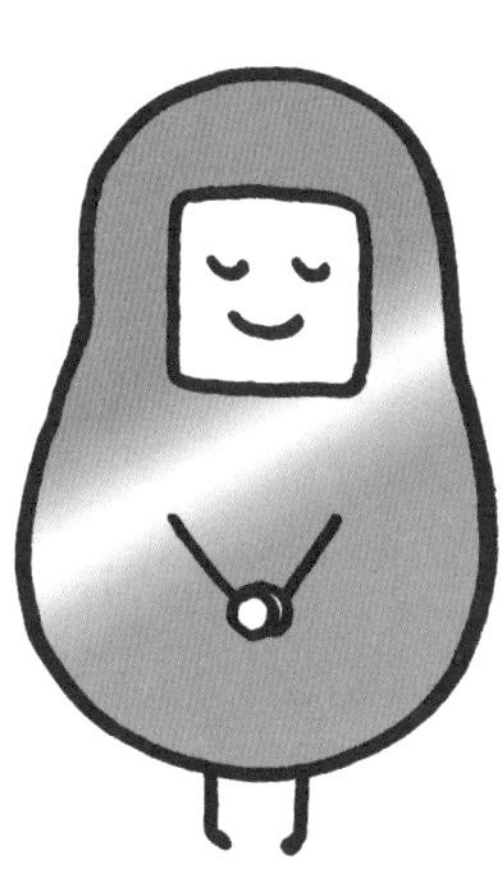

しました。

安心して止まっている、つまり安心できるものに身を委ねられている状態です。あるいは「活動してもしなくてもＯＫ」という感覚、別の言い方では「無条件のＯＫ」「生きているだけでＯＫ」といえるでしょうか。

例えば、一緒に居るのに無言でも落ち着く関係、相手が何をしていてもＯＫという感覚、（あの人は）自分が何をしていてもＯＫとしてくれているだろうという感覚です。

活動していなくても、生産的なことをしなくても「居るだけ」でＯＫという感覚――それを「緑青」とポリ語では表現します。

青と緑青のグラデーション（休憩を例に）

真っ青でする休憩

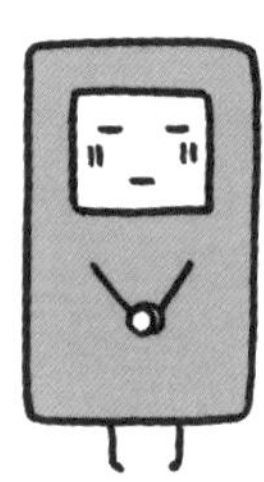

気づいたら倒れていた

体が全く動かなくて横になっている

休んでいるが罪悪感と情けなさを感じる

やる気が全く出てこない状態

青でする休憩

疲れた状態であまり考えられない

休憩して一人になりたい、喋りたくない

気力・体力がやや低下している

休むことに抵抗感がある

緑青でする休憩

仲間と一緒に休んでいる感覚

自分をいたわって満足して休んでいる感覚

信頼できる人に見守られて休んでいる感覚

休んだらまた頑張れるという見通しがある

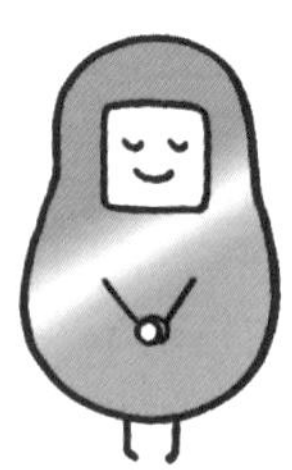

生産的で効率的なことが良いとされる現代社会において、「何もしないでＯＫ」という緑青を感じられることを望んでいる人は多いのではないでしょうか。**いわゆる「癒し」に近い状態**でしょう。

サウナが流行っています。サウナと水風呂を繰り返すと「ととのう」という状態を味わえるという人もいます。あの感覚も「緑青」といえるでしょう。

キャンプをしながら焚き火に夢中になる人も多いです。焚き火をただただ無言でボーっと見る、その時間はとても心地よいものです。一人でも人と一緒でも、ボーっとパチパチなる薪（たきぎ）の音を聞きながら、ただただそこに「居る」――そんな時間は、緑青の神経が動いているのでしょう。

休日に自然豊かな静かな場所に癒されに行く人も多いようです。それも緑青の神経を働かせたいからでしょう。

緑青は「不安がない停止」の状態

緑青は**「不安がない停止」「リラックスした停止」ともいえます。**緑がない青は「不安ゆえの停止」「恐怖による停止」「動きたいのに止まっている」とも表現できます。

「緑がない青」と「緑青」との間にはグラデーションがあります。そのブレンドの配分も緑が調整してくれているのでしょう。

安心寄りの環境だと自律神経が判断したら、緑多めの緑青に反応するでしょうし、危険寄りの環境だと自律神経が判断したら、緑少なめの緑青として反応するでしょう。

誰と一緒に止まるのか、どんな場所で、どんなつながりがあるところでブレーキを踏むのか、そのときの環境刺激によって、どんな緑青になるのかが変わります。

あなたも、この「緑青」の感覚を感じたことがあると思います。そのときのことをぜひ思い出してみてください。

2-7 青赤のブレンド

緑赤・緑青に加えて、もうひとつのブレンドを紹介します。それは**青と赤のブレンド**です。先の２つのブレンドと違って、このブレンドは辛い状態です。見た目は動いていない（青）のですが、頭や心はあれこれ不安なことでいっぱいで、どうにかして動こうとしている（赤）状態です。

車でたとえると、**アクセルとブレーキが同時に踏まれている状態**です。このような車は進んでいませんが、ガソリンはどんどん減っていきます。外側からはさほど活動していないように見えても、実はかなり疲れてしまっているのです。

青赤の状態から抜け出すには

私は心療内科で長く勤務をしていますが、**メンタル疾患のほとんどが「青赤」のブ**

ンレドと解釈しています。メンタル疾患は、見た目にはわかりづらくて、誤解を受けてしまいやすい、神経の状態が複雑な状態だと考えられます。

青赤は「戦うか、止まるか」の状態

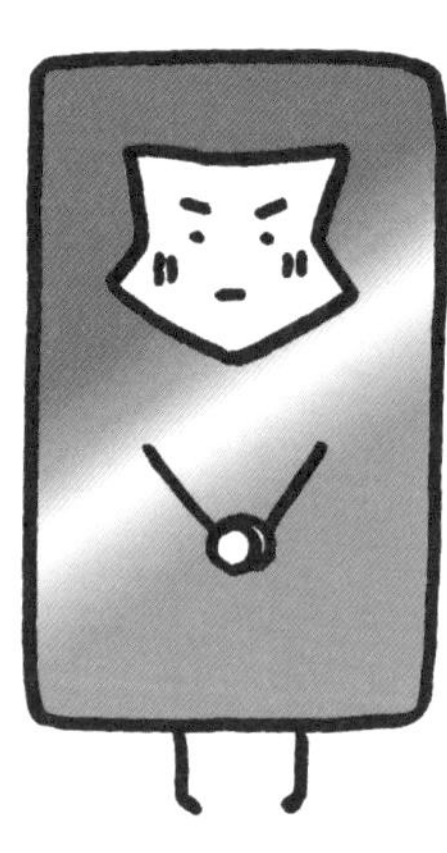

青赤のブレンドには「緑」がない、つまり安全感やつながり感が少ない状態です。「学校に行くか、行かないか」「仕事に行くか、行かないか」「悪いのはあの人か、この人か」「正しいか、間違っているか」といったように、二者択一あるいは二項対立の発想になりやすい状態です。極端にいえば**「戦うか、止まるか（死ぬか）」という状態**です。

緑の神経が回復しだすと、このような二項対立の感覚や思考から、別の次元の感覚や思考を感じられます。

不安な中であれこれと答えを探していても、誰かと話をするなどして落ち着いたら、「どうしてあんなことで悩んでいたのだろう」とふと我に返った、という経験をあなたもしたことがあるのではないでしょうか？　もしくは、「どうしたらいいのだろう」と悩んでいるときに、ペットや動物や自然と触れあうことで「なんだか悩みがちっぽけに感じる」というような経験をしたこともあるのではないでしょうか？

このように、問題からいったん離れてみて、体がリフレッシュされてからもう一度振り返ってみると、違った角度からその問題を見ることができる、という経験は、多くの人がしたことがあるでしょう。

私はこの現象を「問題の解決」ではなく**「問題の解消」**と表現することがあります。青赤のブレンド状態は、大事なことや自然体（緑）を見失って「問題を解決することが人生の目標」のような感じになってしまいます。その問題の解決は実は重要ではないという感覚になったときに、新たな気づきが得られるのではないでしょうか？

問題を「解決」しようとすると見えなくなるもの

序章では、ハウツー本の限界について述べました。ハウツーを否定するわけではないのですが、**ハウツーを試してうまくいかなくて困っている人は、「問題を解決することが人生の目標」となっているともいえます。**

正しい（とされる）やり方を行なったけどうまくいかないとき、葛藤状態で苦しんでいるとき――それは「緑」の神経が働いている時間が少ないのかもしれません。「問題の解決」に必死になっていたり、その問題を解決することにとらわれたり、こだわったりしていて、「問題から離れる緑の時間」を忘れているのかもしれません。

ブレンドの概念を用いて表現すると、ハウツー本に書かれている手法を赤になって力んで試している状態から、緑赤の状態の遊び心で試してみる。ときにはハウツー本から離れて緑青の時間も作ってみる。そしてまたそのハウツーを実験する気持ちで試してみる――このように**「緑」の感覚も味わいながらハウツーを行なってみる**、というのが、本書なりの提案ポイントです。

つまり、何かに取り組むときに「安心して試みる」「誰かと一緒にやってみる」「遊びの気持ちでやってみる」「つながりながら試みる」（以上、緑赤のエッセンス）ということをポイントにするのです。

そして、「安心して試さない」「誰かと一緒にそれを止めて（諦めて）休んでみる」「体を休める」（以上、緑青のエッセンス）ということも同時に重要なポイントにしてほしいのです。

＊＊＊＊＊

以上、「ブレンド」の概念を紹介しました。我々の神経は、赤・青・緑という3種類の方法で我々の命を守っている、と考えましょう。赤と青は決して悪いものではなく、必要なときに働くものです。

赤と青の良さをさらにバージョンアップするために緑の協力が必要となる、ともいえるでしょう。ぜひブレンドの概念も含めて、ご自身の体やコンディションを観察してみてください。

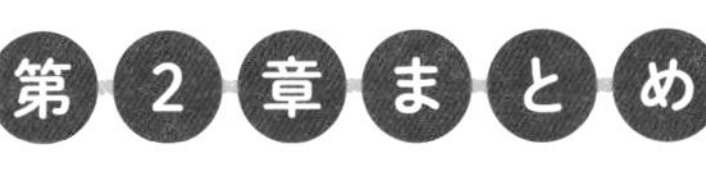

第2章まとめ

- 3色の自律神経の反応は、何かの「刺激」に反応している生理反応である
- 3色とも方法は違えど、本人の命や本人が大切にしたいものを守るために働いている
- 「3色の想い」を適切に理解することで、体と仲良くなれて共存した生き方ができる
- 緑赤や緑青など「ブレンド」の概念も取り入れてみる
- 赤と青だけだと生きづらくなるが、緑がブレンドされることによって、赤と青もよりイキイキとした働きをする
- 赤の状態でハウツー本の手法にこだわって問題の解決をしようとするのではなく、緑赤と緑青のブレンドも味方につけて、問題を解消を試みてみる

第3章

ポリ語で
生活してみよう

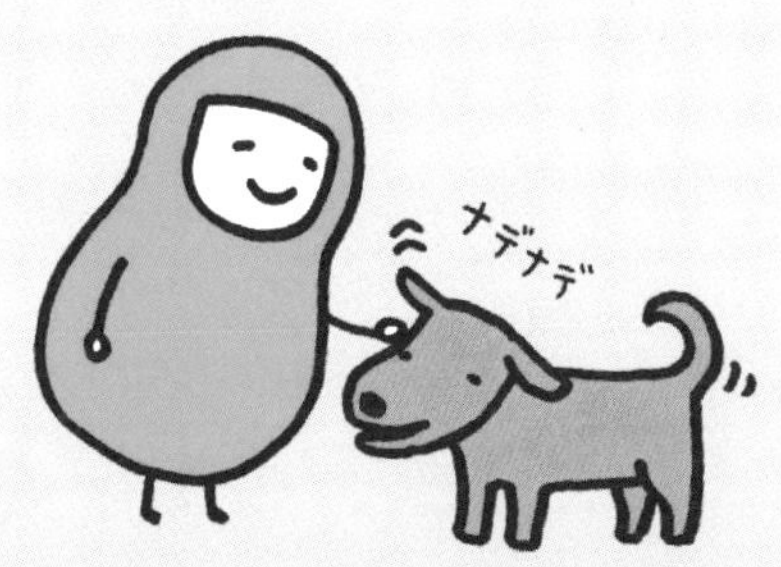

3-1 日常生活をポリ語で観察してみよう

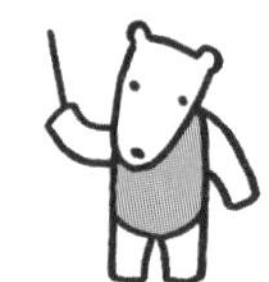

本書の目的は、ポリヴェーガル理論を知ってもらうこと、そしてそれを生活や仕事で使ってもらうことです。そうすることで、あなたが結果的に生きやすくなり、悩みが軽くなることができたら最高です。

難解なポリヴェーガル理論を知ってもらい活用してもらうために、「わかりやすく、使いやすく、伝えやすく」したいという思いから、私は「ポリ語（3色で表現）」を紹介しています。

皆さんにも、ポリ語を使って生活してもらいたいのです。生活しながら「自分の体にも意識を向けて3色の神経状態を観察する」ようにしてもらいたいのです。我々は情報過多な状況にさらされて、自分の外側のことに意識が向きがちです。そうすると、自分の体の状態に気づかないまま毎日を過ごしてしまいます。

一方、自分の体について気をつけようと、毎日体の健康状態を観察しているような人もいるでしょう。血圧を測っている人、スマートウォッチで脈拍数をモニターしている人、万歩計をつけて過ごしている人、体温を測っている人……とくにコロナ禍を経て、自分の体の状態をモニターしようとする人は増えてきたように感じます。

ところが、血圧、脈拍、歩数、体温などを、赤の状態でモニターしてしまっていることがあります。「血圧は○以下でなければならない」「歩数は1日○歩以上カウントすべきだ」というような状態です。

意地でダイエットしている、血圧が下がらなくてイライラしている、がむしゃらに歩数を稼いでいる、体温が下がらなくて落ち込んでいる——こういった状態になることもあるでしょう。**体の状態に対して「良い悪い」とジャッジをつけすぎてとらわれてしまうと、体は次第に赤になってしまいます。**

体の状態をありのまま観察しているときは緑といえます。一方、「体の状態を○○な状態に変えないといけない」という気持ちでいるときは赤ですね。この両者の違いは、非常に大切です。ざっくりとしたやり方でもいいので、「今の自分は何色なのか」を観察する習慣を身につけてみましょう。

3-2

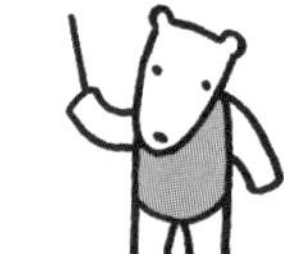

Aさんのポリ語生活の例

Aさんは結婚5年目です。はじめての出産を経験して実家に帰っていました。家族もみんな喜んでいました。ところが、出産してしばらく経ってから、我が子がコロナに感染したらどうしよう、家族のだれかがコロナをもらってきたらどうしようと不安になるようになり、眠れなくなってしまいました。

母親のヘルプも受けながら子育てをしていたのですが、母から「そんなことを心配するより、ママになったのだからもっとしっかりしないと」と言われて、イライラしたり落ち込んだりもしました。

夫は自宅にいて電話で話すことはできますが、なかなかタイミングが合わず、夫にもイライラしてしまう毎日でした。コロナに感染しないための記事や動画を毎日見ているのですが、見れば見るほどソワソワしてしまってどうしようもなかったようです。せっかく待望の我が子を出産できたのに、こんな自分で情けないと夜になったら涙が出てしまうこともあったそうです。

ある日、産婦人科でお世話になった助産師さんと会う機会があったので、相談してみました。助産師さんはAさんに「ポリ語」を使って説明してくれました。

「Aさん、話してくれてありがとう。はじめての出産だし、子育てだし、わからないことも多いでしょう。ママになって大事なことは実は『自分の体の状態を知ること』なのよ。その方法を伝えるね。私たちの体は3つの自律神経が存在すると考えられているの。それを赤と青と緑で表すね、そのほうがわかりやすいから。

赤は大事なものを守るために戦ったり、ストレスになるものから離れたりするために働く神経で〝**アクセル**〟と呼ばれているのよ。青はアクセルで頑張った体が壊れないように、疲れを感じさせて〝**ブレーキ**〟をかける神経なの。緑は安心できる人とつながって安全を感じて、アクセルとブレーキが、ほどよくゆるやかに調整できるようにする〝**チューニング**〟の神経と呼ばれているの。いわば〝**穏やかなブレーキ**〟ね。

これら自律神経というのは、Aさんの意識で動かしているのではなくて、いろんな環境や体のコンディションを総合的に検討して自動的に3種類の神経で反応していると考えられているの。Aさんが教えてくれた『コロナに感染しないか心配で、イライラ・ソワソワしてしまうこと』や『思うように子育てができなくて不安になること』は、あなたの母親としての能力がないということでは全くないのよ。

大事なものを守ろうとしているときには体が赤になるの。特に出産後は我が子のことを守って大事にしようと、より赤になりやすいのよね。だから母親や夫に対しても赤で接してしまいがちなの。あなたの性格や母親としての能力の問題ではないのよ。

そして赤になったら疲れるから『母親失格かも』と落ち込んだり涙を流したりして青になってブレーキをかけるのも自然の反応なの。ここで大事になるのが緑の神経の回復ね。緑は『Aさんの体が今安心できるもの』とつながると反応するの。

私たち医療者とつながってAさんがホッとできるなら、こんなに嬉しいことはないわ。今のAさんに優先してほしいのは、Aさん自身の体をケアすること、緑の神経が動くための生活をすること、ということになるわね」

助産師さんはポリ語を使ってAさんの体と心の状態を説明してくれました。

「私が悪いんじゃないのですね……神経が反応しているのですか?」

「そうなの。性格や人格とは関係なく、生理反応なの。花粉が鼻に入ったら、くしゃみが出るでしょ？　悪いものを食べたら、吐いてしまうでしょ？　それらは生理反応だよね。それと一緒で、出産後は赤と青の神経が過剰になるものだし、いろんな要因に対して神経が反応しているのよ。

良い母親にならなきゃと無理に思わずに、まずは自分の体をケアして穏やかになるよう調整してみて。ハチミツがお勧めよ、ときどき食べてみたら？　それと来月、ママ同士の集まりがあるから、興味があるならおいで」

Aさんは助産師さんと話をして、体の力がほどよく抜けてきたようです。このほどよく力が抜けている感覚、久しぶりだなぁと感じていました。自分を責めてしまう考えが消えたわけではないですが、はじめての出産で体が興奮して、そして疲れているのだということが本当にわかった感じがしたようです。

毎日、３色のイラストを見て、赤になっている自分、青になっている自分を観察できるようになり、日常のところどころで「実は緑になっている自分」がいたことにも気づけるようになったようです。

「助産師さんと話したあとから、なんとなく緊張が緩んできて、これが緑なのかなぁ」
「確かに、母と喧嘩したあとに涙が出て、めちゃくちゃ良く眠れたのは、赤のあと青になったのか……」
「ママ同士の集まりにいって、私と同じような悩みを持っている人の話を聞いたときに、なんだか安心した、あれも緑なのか……」

自分自身を3色の神経で観察するようになって、なんとなく「自分の状態がわかる」という状況が増えてきたようです。逆にいうと**「自分の状態がなんなのかわからない」というのがストレスになっていた**ということにも気づいたようです。

その後、なるべく体が緑になるような環境に出向き、そして助産師さんにも月に1回は会うようにしたら、緑になる確率が高まったようです。

また、「お母さんも赤になっているじゃん（笑）」「夫が、電話で話が弾まないときがあるのは青になっているからかな。夫は、日曜日の午前中は緑だな」などと、家族の様子も3色で見られるようになってきたようです。

このように生活しているうちに、いつの間にか「完璧な母親でなくてもいいや」「私の母だって完璧じゃなかったはずだし。赤になっていることもあるし」と、状態や状況を問題視しなくなり、気楽に考えられるようになってきたようです。

Ａさんはポリ語を使うことでどう変わったか？

いかがでしょうか。Ａさんの例から、ポリ語を使った生活の具体的な様子を理解できたでしょうか。

Ａさんは我が子のことが心配で、ネットや書籍からさまざまな情報を収集して「答え」を探していたようです。「正しい子育て」「正しい感染予防」「正しい母親像」を調べて考えていた毎日だったようです。ポリ語で表現するなら「赤の神経が高まっていた」ということです。そして、家族と対立してしまったあとに涙を流したり、疲れて子育てができなくなったりしたようですが、その状態は「青の神経がブレーキをかけた」とポリ語では表現します。

その後、産婦人科でお世話になった信頼している助産師さんと会ったり、ママ同士の集まりに行ってみることで、ほどよく緊張が緩みました。「私は間違っていなかったのかな」と思えた状態を、ポリ語では「体が緑になった」と表現します。本人の性格や能力ではなく、自律神経の活性度合いによる生理反応なのです。

Aさんは、自分の体のことよりも、我が子、コロナウイルス、母親、夫、さまざまなネット情報や書籍など、外側に意識が向いていました。「自分の体の状態がアンバランスになっている」ということに気づいていなかったようです。また「体や神経の状態を知る方法」も理解していなかったようです。

自分の体の状態がアンバランスだと、物事がうまくいかないことがよくあります。**自分の体の状態のバランスを整えるためには、まず「自分の体の状態を知る・気づく」ということが最優先です。**「3色を使って自分の体を知る」というシンプルな方法で、自分の体の状態が理解できるようになるのです。

Aさんのポリ語日記

Aさんはポリ語を学ぶようになり、「**ポリ語日記**」を書くことが日課になっているようです。「自分の体はどんな刺激を受けて、何色で反応するのか、それについて観察してみてごらん」と助産師さんに提案されたのがきっかけです。

◆Aさんのポリ語日記から抜粋

「6月1日。梅雨で大雨だからか青。ゴミをまとめていたら、父親が飲みかけのビール缶をテーブルに置きっぱなしだったので赤になった。『間違えて子どもにビールがかかったらどうするの！』とムカついたが、我が子を大事にしているから、自分が赤になったのだと納得した。ちょっと遅めの朝ごはんを食べたら、なんとなく気分が穏やかになり緑に。

昨夜は夕食も食べずに寝ていたので、空腹から疲れて青になっていたのかもと気づいた。午後から雨があがって、青空が見えてきて緑になった。子どもと公園に行ったら、苦手な近所のおばさんを見かけて体が赤になって家に引き返した。夕方に買い物に行ったらたまたまタイムセールでお得に買い物ができて緑になれた。どうやら私の体はお買い得商品が好きなようだ」

「9月1日。実家から自宅に戻ってようやく慣れてきた。久しぶりに昨夜は早く眠れたから目覚めがいい。緑と赤がブレンドしたような清々しいやる気で目が覚めた。最近、腸のケアのために飲み始めた乳酸菌のサプリメントが効いているのか、毎日便通がよくて体が緑になる朝を迎えられている。以前は、3、4日間ほど便がでなくてもそれが普通と思っていたけど、体や腸に興味がなかったのかな。助産師さんから勧められたハチミツも私には合ってそう。

お昼のニュースで、好きなアーティストが解散して芸能界を引退すると聞いてショックで青。でも意外と引きずっていなくて緑青という感じか。ショックだけど『今まであありがとう』という気持ち。

そろそろ育休が終わり、来月には仕事に戻らないといけないということを思い出すと体が赤になる。同僚にＬＩＮＥで連絡したら『育休明けは上司も無理させないみたいだよ、慌てないでね』と返事をもらえて緑になった。復帰後は、夫が家事をしてくれるだろうかと考えてしまうと、不安で赤になっている」

「1月5日。正月休みも終わり、そろそろ保育園と仕事が始まると思うと若干青になっている自分がいる。あと寒いから青になっているのかも、とも思う。

前だったら『これぐらいで情けない』『怠け者』と自分にレッテルを貼っていた気がするが、ポリ語に出会って、単純に体や神経が反応していると自然に思うようになった。いちいち『なんでだろう』って考えなくなってなんだかシンプル。寒いのだからしょうがない、青なのだからしょうがない、できることをやろう。

肌触りの良い暖かいタオルケットを初売りでお得にゲットできたので、それを会社に持っていって体を温めながら仕事をしよう。そうすると緑赤や緑青になれる気がする。最近、『こうしたらこうなるかも』という見通しが持てるようになった。それも緑の神経のおかげかもしれない」

「3月30日。夫がジムに通い出して2カ月目。最初は疲れた青の様子でジムに行っていたように見えたが、最近では緑赤っぽく見える。寒い日でもジムで汗をかくと気持ちいいらしい。夫に仕事以外の居場所ができて、私もなんだか緑。やっぱり体が大事なのだなと改めて思う。

プロテインを飲み始めた夫に影響されて私もアミノ酸サプリを飲んでみることに。少しワクワクして緑赤。出産直後は、夫は何もしてくれないと思ったけど、最近よく考えてみたら、私がいないときに模様替えをしてくれたり、子育てのための買い物に毎週行ってくれたりと、体力がない中でよくやっていたなと感謝の気持ちも出てきた。私の神経のバランスが悪かったから夫の嫌なところばかり見えていたのだろうな。

本当にポリ語がいうように、体が赤や青のときの世の中の見え方と、緑になったときの世の中の見え方が違うのが実感できる。私も緑が増えたから夫も緑が増えたのかもしれないし、さらに夫がジムに通って運動をして緑が増えたから、私もますます緑が増えているのかもしれない。『色は移る』って助産師さんが言っていたけど、意外と本当かも」

ポリ語生活で自分の状態がわかる

以上、Aさんの「ポリ語生活」が垣間見られたのではないでしょうか。Aさんも気づいていましたが**「自分の状態を知ることができる」という安心感はとても重要**なものです。逆に「自分の状態がわからない」と不安になり、原因探しや悪者探しの沼にハマることもあり得ます（序章参照）。

Aさんは熱心に勉強される方です。いろいろな悩みに対する「やり方」や「ノウハウ」を読み込み、実践していくことは、非常に素晴らしいことです。しかし、「自分の体が何色でそれを実践しているのか」ということに気づいていなかったようです。

真っ赤な状態で「そのやり方やノウハウ」をこなしていくと、体に負担がかかっていくのです。赤が続くと青になり、青になると「そのやり方やノウハウの実践」はもちろん、本来したい生活もできなくなるリスクが高まります。

過剰な赤で実践するのではなく、適度な赤で実践することが大切です。そのキーワードになるのが緑の感覚です。緑は「チューニング」でしたね。「適度」なのです。体が緑で過ごす時間が増えると「適度な赤」つまり「緑赤」のブレンド状態になり、「そのやり方やノウハウ」もやりやすくなるということです。

Aさんの場合は、助産師さん、ママ同士の集まり、ポリ語日記、青空、お得情報、乳酸菌サプリメント、ハチミツ、大好きなアーティスト、暖かいタオルケット、夫がジムに行くこと、などが緑になるヒントなのかもしれません。もちろん、それ以外にもあると思います。

このような、**体が緑になるような生活や環境づくりをしていくことで、緑になりやすい体になっていきます**。そうすると気分や考え方も緑的なものになりやすいですし、状況の認識や意味づけもそのように変化してきます。

つまり**「問題が解決する」というよりも「問題が変わって見えてくる」という現象が起こってくる**のです。

場合によっては「問題が解消」されることもあります。「そんなにこだわらなくていいや」「そもそもそんなに問題なのかな」「こっちのほうがもっと重要じゃないかな」というように、自然にあるいは勝手に、視点や考え方が変わるという感じです。

このように「いったん体が調整される」ということを間に挟むことによって、「悩み」や「問題」とのかかわり方が変わる、あるいは「悩み」や「問題」との距離感が変わる、それらの見え方が変わる、ということを本書では重要視しています。「**悩み方が変わる**」と表現することもあります。

3-3 Bさんのポリ語生活の例

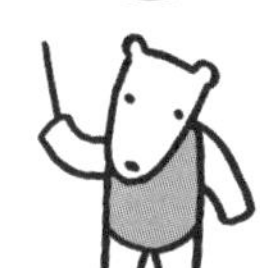

今度は別の人の例で見てみましょう。Bさんは50代の中間管理職です。10人ほどの部下がいて、最近は定期的に部下と面談をしないといけなくて、どのように部下を育成するか悩んでいました。

残業ばかりで疲れてしまっている部下、同僚とやたらと対立してイライラしている部下、何度も同じミスをして落ち込んでばかりの部下、人当たりはいいけど無計画に思いつきでやって周囲を困らせる部下……といろいろな部下がいて、対応が大変なようです。それでいて、業績を落とすわけにはいかず、会社から監視されているような毎日で、ストレスが多くて悩んでいました。

勉強熱心なBさんは、「部下の育て方」「組織開発法」「部下を成長させる10の技術」などといったワードが並ぶ書籍を読んだり研修に参加したりして、どうにか解決策を見つけて実践するのですが、なかなかうまくいかなかったようです。

そのように悩んでいたBさんは、ある人の紹介で「ポリ語」に出会いました。「心理学やリーダーシップ論や自己啓発とは違った角度での学びになるよ」と言われて紹介されたようです。「ポリ語をベースにした人間関係と組織作り」というテーマの研修があり、話を聞きました。3時間の研修会でしたが、あっという間に感じられたようです。

そのときのBさんのメモの抜粋です。

- 哺乳類も人間も3つの自律神経が自動的に命を守るために動いている
- 自律神経は、常識や人間が作ったルールよりも命を守ることを優先している
- 赤と青と緑の3種類の自律神経は反射的に反応しているので、意志とは別に働いている
- やりたいのにできない。やりたくないのにやってしまう。これは自律神経による影響の可能性が高い
- 性格や意志の強さの問題ではなく、体が反応している（生理反応である）
- 体が赤になる環境にいるから赤になり、しばらく経ったら青になり、一人になって休んだり、安心する場所に戻れたら緑になる。これが自然の流れである

- 人間関係は自律神経が反射し合っている可能性が高い。鶏が先か卵が先かわからないのと似ていて、一方が赤だとお互いが赤になり、一方が緑だとお互いが緑になりやすい
- 仕事は「緑赤」と「緑青」のバランスが大切
- 人が最大のパフォーマンスを発揮するのは、「緑赤」が継続しているときで、赤だけだとうまくいかないことが多い
- 部下を育成したりまとめるためには、まず上司自ら緑でいること
- 自分自身の赤と青も認めて、部下の赤と青も認められたら、緑が増えて「緑赤」になりやすい

研修を受けてみてBさんは、ハッとしたようです。どのような気づきを得たのでしょうか。日記の様子からBさんのポリ語生活を見てみましょう。

Bさんのポリ語日記

「5月1日。はじめてポリ語の研修を受けた。いろいろな研修を受けて頭でっかち

になっていた自分に気づいた。体のことを考えたことがなかった。自分の体の状態も、部下の体の状態も、今まで考えたことは全くなかった。『神経が反射的に反応している』『赤と青は自ら好んでなっているのではなく生理反応だ』というのは目から鱗(うろこ)だ。ポリ語日記を勧められたから、3色で観察する日記をつけることを目標とする」

「5月15日。毎年大型連休中も仕事をしていたが、『マネージャーは緑が大切』という言葉を信じて、自分の体が緑になるように過ごしてみた。おそらくそれが良かったのか、連休明けのいつものしんどさ（青の状態だったのか？）がほとんどなかった。こんなに簡単なことだったのか。

学生のときにはよく通っていたサウナに久しぶりに行って、体がリフレッシュして緑になったような気がする。連休後も週1でサウナを継続中。毎日飲んでいたお酒もよく考えたら翌日に青になる飲み物のような気がしてきた。お酒の量も減らしてみよう」

「5月30日。なんだか、これまでは自分から真っ赤になる生活をしていた気がする。部下が読めばいい資料にわざわざ目を通して問題点をチェックしないと気が済まなかった。今思えば、真っ赤な「問題解決モード」になっていた。部下に任せられないのは赤だったからなのかもしれない。何と戦っていたのだろう。

呼吸の仕方や緑であることを意識するようになって『部下に任せてみよう』『問題が起こってからでもいいのでは』と思えるようになったのかもしれない。私がそういう態度だからか、部下が自発的に進捗状況を伝えるようになってきた気がする。これも緑の相乗効果か。わからない、どういうことだろう。とりあえず今日もサウナに行こう」

「6月15日。社用携帯を常に持っているから赤になるのではないか。何が自分を赤にさせているのか『刺激と反応で考える』と研修で言っていたな。なるべく社用携帯は会社に置いて家に持ち帰らないでみよう、実験だ。

緑赤は〝実験心〟だと習ったな。5月に入って、Cさんが職場を休みがちになっているけど、彼は青状態ということか。確かに残業しすぎたら誰でも青になるのだろう。営業の仕事を彼に任せすぎたのかもしれない。青になってもいいという、緑青の状態を彼に伝えてみたらどうなるか、これも実験だ。サウナに誘ってみるか迷うが、これも実験か」

「6月30日。最近は部下の状態も色で見られるようになってきた。以前は部下の態度や発言ばかり気にしていた。今は体の状態を観察している自分がいる。いつも対立ばかりしているDさんは赤なのだな。神経がたかぶっているのだ。赤は何かを守るために働いていると習ったが、Dさんは何を守っているのだろう。弱さを見せたくない？自分のお客さんを守っている？　なんだろう。

来月から部下の面談が立て続けにあるが、ポリ語を教えてみようかな。どうなるだろうか。自分としてはポリ語でだいぶラクになった部分がある。『なんで？』といちいち考えなくなった気がする。それを伝えてみたらいいのかもしれない」

「7月15日。暑すぎてイライラするのも赤。イライラのあとに疲れるのは青。赤と青になったら仕事がはかどらないのは自然で当然。自分にも部下にも言い聞かせたい。

部下のCさんと面談。ポリ語を伝えてみたら意外とハマった。自分のメンタルが弱いと思っていたと涙を流していた。辛かったのかもしれない。しばらく残業禁止にして毎週水曜日は早退してもらうことになった。そして体のケアをするように指示した。少しは体に意識を向けてくれるといいが……」

Bさんのポリ語面談

Bさんはご自身でポリ語を使った生活（体を意識した生活）を行なうことによって、調子が良くなり仕事もはかどってきたようです。その体験を踏まえながら、部下の様子を観察してみると、部下の体の色、つまり部下の体の状態にも興味を持つようになりました。

そうすることで、部下の仕事への見方を、「性格や能力の結果と見ていた見方」から「体の状態の結果という見方」にシフトしていったようです。

そうすると、部下の体調や体と心のコンディションを整えたいという気持ちが湧いてきました。Bさんが部下のCさんとポリ語で面談したときの様子を見てみましょう。

上司Bさん（以下B）

「最近、調子はどうかい」

部下Cさん（以下C）

「部長からポリ語の話を聞いて、メンタルが弱いのではなくて体の調子が悪かったのかと思うようになりました。そう思うとなんだかよく眠れるようになったし、お酒も控えたほうがいいと素直に思えました」

B「そうか、それは良かった。私も以前はそうだったが、仕事が進まないとき、さばけないとき、対人関係がうまくいかないときは、自分の能力がない、性格がおかしいと思っていたんだよ。でもポリ語の話を聞いて、体が興奮しているのかとか、神経がたかぶっているのかと思うと、まず水を飲もうとか、小腹が空いて低血糖だから何か食べようとか、いったん外に出て空気を吸おうとか、ストレッチしてからまたやろうとか――そういうブレーキの工夫が、地味だけど大事だというのがわかってきたんだよね」

C「確かに、理屈関係なくというか、意志とは関係なく、神経がたかぶったりブレーキがかかって動きが悪くなるときってありますよね。その状態になっていることについて、薄々感じていたのですが、それを素直に認められなかったです。それが神経や体の反応だと言ってもらえて、素直にそう思えたというか……」

B「会社でも健康経営とか、健診を充実させようとかいうけど、具体的には何も示されていないもんな。メタボにならないように気をつけようというようなものだけだし。緑の状態をなるべく心がけるという意識はすごく大切だと思うんだよね」

C「私もそう思います。これまで緑という概念がなかったです。赤か青しかなかった。仕事って戦うイメージじゃないですか。勝つか負けるか、みたいなことしか考えてなかったです。体育会系で育ってきたから、そういう考えだったのかもしれません」

B「ブレンドという概念があるのだけど、伝えていたっけ?」

C「なんでしたっけ」

B「仕事は緑赤のブレンドが大事だと思うんだよね。安心して戦う、誰かと共に戦う、遊びのように活動する、という感覚なんだ。仕事をこのような感覚でできるといいと思わないかい?」

C「確かにそうですね。ピリピリした雰囲気の中で仕事をするとそうなりにくいですね。ピリピリした状態というのは赤だけで仕事をしているということなのですね。やはり緑が大事で、アクセルにも緑が混ざるといいですね。スポーツも笑顔で戦ったり、声を出し合って戦ったり、チームワークを重要視したときに、勝利という結果が出やすいですからね」

B「そう、そのイメージだよ。どうやってメンバーそれぞれが緑を感じられるか、体が緑になるか、体が安心するのか、ということが重要なのだろうな。体が緑になる環境づくり、体が緑になる工夫や心構え、そこに価値を置けるといいし、職場全体でそれを作り上げられるといいんだよな……」

C「何ができますかね。深呼吸ひとつにしても、効果はバカにならないですよね。緑は五感を使うといいのでしたっけ？　シーンとしたフロアじゃなくて、少し音楽を流すとか、ノーネクタイにしてリラックスして仕事するとか、デスクワークばかりにならずに体をときどき動かすとか……。ノートパソコンを使って自分の机以外の別の場所で仕事をするのもいいかもしれませんね。Ｗｉ‐Ｆｉを使えばどこでも仕事できますし。座りっぱなしではなく立ちながら仕事をするのもいいかもしれませんね」

B「そうそう、できるかわからないけどアイデアベースでそういうのを出し合うのもいいかもしれないよな。緑赤は〝遊び〟らしいから、我々で遊べるといいんだよな。私が参加した研修会では、ボードゲームを紹介していたよ。アチーバスというゲームだったな。大事なのはゲームをした後の対話らしい。それを体験して何を感じたか、何を思ったか、それらを分かち合う時間を大切にしていて、対話そのものが緑を育むと言っていた」

C「ゲームですか。そんなこととしてどうなるのかという意見も出そうですね。そういう意見の人の体は赤なのかもしれませんね。コスパやタイパに価値を置いている状態だと、〝遊び〟を受け入れがたいでしょうね。赤と緑赤の違いがわかってきました。そういう研修もやってみたいですね。『試しに』とか『実験』とかって〝遊び〟なんでしょうね。確かに遊びに夢中になっているときは、創造力が広がりますから、実は仕事には大事でしょうね」

B「そうだね。どういうときに緑赤や遊びモードが大事で、どういうときに戦いモードの赤が大事なのか、その行ったり来たりが大事なのかもしれない——と今話をしていて思ったのだが」

C「そうですね。遊びを経験すると、どっちが大事という発想から、どっちも大事という発想になりそうですね」

Bさんと C さんの面談の様子から、何を感じましたか。なんだか力みの少ない自由な雰囲気が漂っていた様子を感じられたでしょうか。

ここで紹介したAさんとBさんの「ポリ語生活」を読んでみて、具体的にポリ語を使うイメージが描けたでしょうか。

読者のあなたもぜひ「ポリ語日記」を書いてみてはいかがでしょう。そしてポリ語（3色やブレンド）を使って会話をしてはいかがでしょう。ポリ語の学習は外国語を身につけることに似ていて、書く・話すというように、実際に使うことが大切です。

また、ポリ語をともに学ぶ人と一緒にポリ語を話すと、より早く身につきます。ともに学ぶことで緑が反応し、緑赤の状態で学ぶということになるからです。ぜひやってみてください。

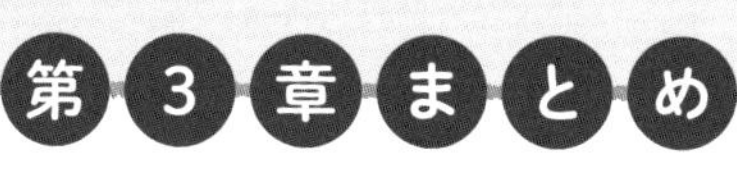

第3章まとめ

●日常生活にポリ語を取り入れるポイント

①自分の体の状態を3色の神経系で観察することを心がける

②ブレンドの概念も用いて自分の状態を観察できるように心がける

③相手の状態も3色の神経系で観察できるように心がける

④自分の3色は相手の3色の影響を受けるし、逆も然り。どちらか一方が原因という見方ではなく、お互いに影響しあっていることに気づく

●以上の4つの視点で自分を含めた人間関係を観察できると、ポリ語を使いこなせているといえるでしょう。1番から順にやってみてくださいね

第4章

緑を増やす方法

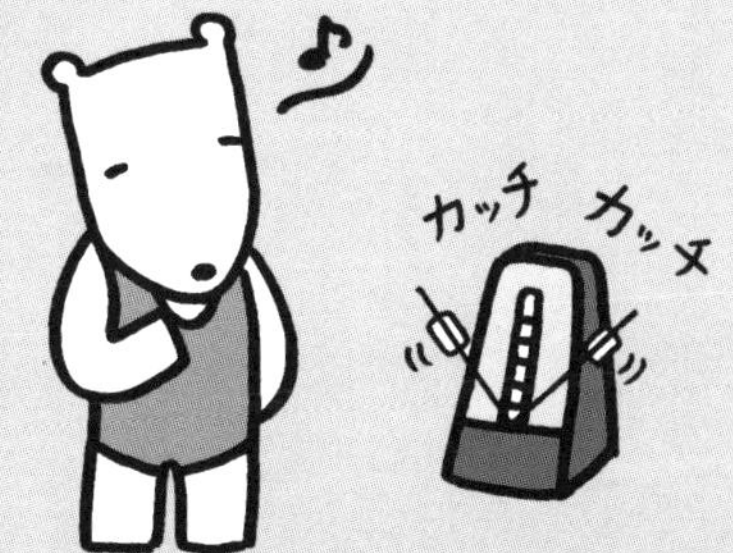

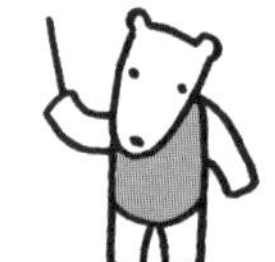

「緑を増やす」とはどういうこと？

繰り返しになりますが、本書では、ポリ語をより健康的に使うために「**赤と青はそのままに。緑を活かした生活を**」というキーワードを紹介しています。本章ではこれについて、より詳しく解説します。

赤や青を減らそうと意識しすぎないようにする

赤と青はこれまで述べたように、大事なもの（こと）を守るために頑張っている状態、あるいは頑張った状態です。いろいろな環境や状況に遭遇して戦ったり離れたり、あるいは止まったりして、体が命や大切なものを守ろうと対処している表れです。

そのため、赤と青の状態をさらに修正しようとするような努力は、頑張っている状態をさらに頑張って修正することなので、体にとっては大変しんどく不自然なことだと感じられてしまいます。つまり、赤の神経が止まらない悪循環になるのです。

ではどうしていくのか。それは「**緑を活性化する**」という方針です。

「**緑を増やすと、過剰な赤と青が相対的に減っていく**」という考え方です。よく言われるたとえ話ですが、「首の短いキリンを想像しないよう頑張ってください」と言われると、首の短いキリンを想像しちゃいますよね。そのことについて考えないようにしようという努力がそれを意識させてしまうので、結局考えてしまいます。一方「鼻の長い象を想像してください」と言われると〝結果的に〟首の短いキリンを想像しないで済んでいることになります。

ポリ語のバランスの整え方もこれに似ています。**赤と青の反応を出さないようにしようという努力そのものが、それら2色を意識させてしまいます。**また努力という営みが赤の神経と関連していますので、「赤が反応しないように」という努力が、さらに赤の反応を増やしてしまい、悪循環となります。

そこで「緑を増やす」という発想が大切になってきます。緑を増やす（つまり「鼻の長い象」を想像する）と、赤と青が結果的に減る（「首の短いキリン」は結果的に想像していない）という考え方です。

また、緑が増えると第2章で紹介した「ブレンド」という現象も増えます。つまり赤と青が、より活かされた状態で反応し出現するということです。このことについては次章で詳しく解説します。何度も伝えますが、「赤と青はそのままに。緑を活かした生活を」を合言葉にしてほしいのです。

緑が反応していることにどのようにして気づくか

「緑を活かした生活を」ということですが、「今の自分が緑になっているかどうか」ということについて、どのようにすれば気づけるのでしょうか。それについて考えてみましょう。

緑も青も副交感神経系の神経なので「ブレーキ」に分類されます。青は、比較的強めのブレーキ、つまり眠くなったり、だるくなったり、頭がボーっとなったり、休んで横になりたくなったり、というような体の感覚でしょう。

一方、緑は「穏やかなブレーキ」で、ちょっとホッとする、少し勢いが和らぐ、ふっと力が抜ける、というような体の感覚でしょう。

生理的な反応で緑になっていると気づくのはどんなところでしょうか。一番わかりやすいのは、脈拍が落ち着いてくる点でしょう。そうすると呼吸も自然と穏やかになるでしょう。ゆっくり深い呼吸に変わっていると思います。また、筋肉が緩むので、例えば肩の力が抜けて、上がっていた肩が下がることもあるでしょう。顔の筋肉も緩むので、目尻が下がって口角が上がり笑顔が生まれるかもしれません。

心の反応や体の反応がここで挙げたような状態になったら、緑の神経が反応していると思っていいでしょう。

緑の状態かどうかを知るメトロノーム体験

ここで、ひとつ体験してほしいことがあります。「**メトロノーム体験**」です。

スマホかパソコンで「メトロノーム」とGoogle検索をしてみてください。そうするとトップにGoogleが提供しているメトロノームが出てきます。数値は「1分間に鳴る音の回数（BPM）」です。

まず「60」に設定し、再生して音をしばらく聞いてみましょう。どのような気分や体の感覚を感じますか？　覚えておいてくださいね。

メトロノーム体験

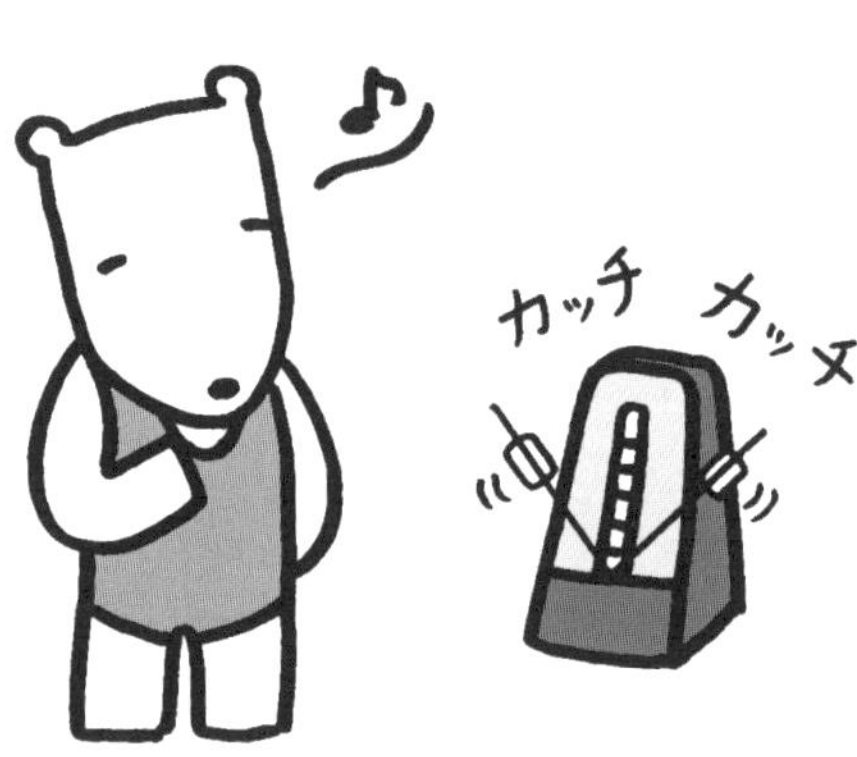

次に「２００」を再生して音をしばらく聞いてみましょう。どのような気分や体の感覚を感じますか？

最後に「40」を再生して音をしばらく聞いてみましょう。どのような気分や体の感覚を感じますか？

いかがでしょうか。あなたの自律神経系が反応したのではないでしょうか。つまり緑、赤、青が反射的に動いたのではないでしょうか。体感的に感じられたら素晴らしいです。

音も自律神経の刺激になっていることがわかります。メトロノームの発する刺激（音の速さや質感）をあなたの自律神経が感じ取って、アクセルやブレーキという「体の反応の仕方」を調整しているのです。

大雑把な括り（くく）ですが、２００の音を聞くと赤の神経が反応し、40の音を聞くと青が反応し、60の音を聞くと緑の神経が反応するのではないでしょうか。もちろん、どこで聞くのか、誰と聞くのか、どのような体調のときに聞くのか、ということで変化することはあります。

「自分が緑になっているか、どうやってわかるのか?」という疑問に、メトロノーム体験が役立つのではないではないかと思って、この章の冒頭で紹介してみました。ぜひ体験してみてください。

4-2

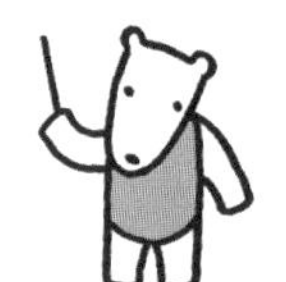

まずは観察することが第一歩

では、緑を活かす生活とは、実際どのようにしたらいいのでしょうか。大きく分けると、次の2つがあります。

①セルフで緑
②人と一緒に緑

まずは、①のセルフで緑を活性化するためのヒントから紹介します（②の「人と一緒に緑」は203ページ以降を参照）。先述しましたが、緑も何かの刺激に反応して発生しています。先に挙げた例では「目の前に動物や人間の赤ちゃんがいたら、どんな反応が生じますか」という話をお伝えしたと思います。

無邪気な赤ちゃんは緑いっぱいですよね。そんな赤ちゃんが近づいてくると、思わず表情が緩み声色も高めになるでしょう。このような我々の自動的に生じる生理反応は、おそらく赤ちゃんに対する「私はあなたの敵ではなく味方ですよ、安心してね」という非言語的メッセージでもあると思うのです。

「多くの人が安心するような顔と声の表情」というものがあります。それは世界共通でしょう。例えば笑顔ですよね。それが自然と表出されているときは、その人は緑の神経が活性化しているのでしょう。あなたが緑になる刺激を受けたら、自分の体も緑になり、それが相手にも伝わって緑になるという、「**緑の相互作用**」ができあがるでしょう。

つまり、緑の神経を活かすためには「**自分が緑になっていることにまず気づく**」ということが大切です。緑の神経は、赤と青に比べ印象が薄い気がします。赤や青になったときは、ある意味ではきついので、記憶に残りやすいからです。「カッとなってしまったな」「あんなことするのではなかった」「落ち込んじゃうな」「居眠りしちゃったな」など、赤や青になったときは割と記憶に残りやすいかもしれません。

一方、緑は穏やかで、平和で、のんびりしていて、安心していて、感謝している感覚です。ある意味、地味で目立たなくて、さらっと流れてしまいがちです。

このようなことも踏まえて、まずは「**自分の緑の神経が動いて、ホッとしたとき、穏やかになれているとき、のんびり過ごせているとき**」に気づいてほしいのです。そして、どんな刺激を受けたから緑になったのか、何に遭遇したから緑になったのか、どんな環境に身を置いたから緑になったのかと、「刺激と反応のセット」で観察してほしいのです。ポリ語ではそれを「**緑探し**」と呼んでいます。

自分にとっての「緑探し」をしてみよう

では、**あなたの体が緑になった刺激や環境はなんですか？**

帰宅の電車から見える夕陽かもしれない。飼っているペットがご飯をおいしそうに食べている様子かもしれない。懐かしい「あの味」を味わっているときかもしれない。キレイな虹に出会ったときかもしれない。

あるいは、**あなたの体が緑赤になった刺激や環境はなんですか？**

好きなチームが勝ったときかもしれない。好きなアーティストの動画を見ているときかもしれない。我が子や友人と童心にかえって遊べたときかもしれない。自分なりの目標に出会えてそれが達成したときかもしれない。

あるいは、**あなたの体が緑青になった刺激や環境はなんですか？**
温泉やサウナに入ったあと大の字になって横になっているときかもしれない。「お疲れさま、ゆっくりして」と安心する人に言われてくつろいでいるときかもしれない。久しぶりに安心できる人と再会してハグや握手をしているときかもしれない。「よく頑張ったじゃん」と言われてホッとして涙が出そうになっているときかもしれない。

どんな刺激や環境に遭遇して、あなたの体が緑、緑赤、緑青になったのか、私はとても興味を持っています。あなたにも、ぜひご自身の体や神経に興味を持ってほしいのです。

このように**「どんなときに体が緑の反応を示しているか」ということについて観察することが「緑を活かす生活」のファーストステップ**です。そうして「私の緑の神経はこれらの条件がそろえば反応するのだ」と体験的に理解することが大切です。

数分でもいいのです。数秒でもいいのです。少しでもホッとしたり、穏やかに力が抜けたり、ワクワクしたり、興味が湧いたり、脈拍や呼吸がゆったりしているときが、誰にでも必ずあります。**過去や未来のことを考えていなくて、「今ここ」に意識が向いていて、落ち着いているとき**がきっとあります。そこを観察して、思い出して、光を当ててみましょう。そうすることが第一歩です。

緑が出やすい環境づくり

以上のように「私の緑の神経も反応しているのだ」と体験的に実感できて思い出せたら、次のステップは「**緑が反応しやすい環境を整える**」「**緑が反応しやすい環境に出向く**」ことにトライしてみましょう。

何度も伝えているように「緑は意志で動くのではなく、刺激に反応している」のです。「自分が緑になる」という発想よりは「**どんな環境によって、自分が緑にさせてもらっているのか**」という発想のほうが、連想が湧きやすいでしょう。そして「**緑の反応がさらに広がるには、どのような環境調整ができるか**」とイメージを膨らませるのもいいかと思います。

例えば、自分がどんなときに緑になっているかについて、次のように振り返る人がいました。

- お風呂に入っているときは穏やかな気分だと気づきました。どうやったらもっと気持ち良くなるかなと考えたら、入浴剤にもっとこだわってみようと思いました。そう思ってから、家に帰る前に雑貨屋に行くことが増えてきました
- いつもと違う道で帰ったら夕陽がとてもキレイに見える場所があって緑になっていました。どうやったらもっと緑が増えるかなと連想したら、写真に撮ってときどき見返そうと思いました。そうすると、よりキレイに撮る方法はないかなと写真の撮り方やカメラにも興味が湧いてきました
- ストレッチポールに背中を当ててゆらゆらしていたら緑になっていました。どうやったらもっと気持ち良くなるかなと考えたら、熱いお風呂に入った後にやるともっと緑になると思ったので、実際にやってみたら相当良かったです

いかがでしょうか。ちょっとしたことですし、地味に見えるかもしれません。しかし、このコツコツさがとても大切なのです。**「穏やか」って地味なのです。派手な魔法のようではないのです。**小さな幸せなのかもしれません。

このように「緑が反応している」状態を観察して、「何に反応しているか」に気づ

いて、「どうすると緑が広がるか」について連想を膨らませることを、毎日心がけてみましょう。

「緑の反応が増えれば増えるほど、体は調整されていく」とポリ語では解釈します。その反応にあなた自身が気づいて寄り添い、味方につける（調整する）と、体とのコミュニケーションが促進されて、より良く生きることができますし、あらゆる課題を乗り越えやすいコンディションになることでしょう。

「辛い状態から脱したい」と刺激を求めすぎない

ここで大切なことをお伝えしておきます。赤や青の状態で居続けているときは辛いので、早く辛い状態を脱したい、幸せになりたい、いい気分になりたい、と思うことが自然です。そのようなときは、辛い状態を忘れられるような強い刺激を求めがちです。辛いものを食べたり、お酒を飲んだり、刺激的なドラマや映画を見たり、大音量で音楽を聴いたり、ライブに行ったり、誰かとどんちゃん騒ぎをしたり……そういうことを求めがちです。

そのようにすることを否定しているわけではないですが、**「それをしないと赤にな**

りそうで怖い」「それをしないと青になりそうで怖い」という状態になってしまうと悩みがこじれてしまうのです。

より強い刺激を求めてしまって、お酒の量や度数が増えてしまったり、薬物の力を借りてしまったり、ギャンブルにのめり込んでしまったり、あるいは人には言えない「止められない行動」が増えてしまったり……ということも生じます。

私がお会いしている患者さんの中にも、ここで挙げたような「依存状態の神経系」で苦しんでいる人がいらっしゃいます。この場合もやはりポイントは「緑探し」なのです。

緑探しは、強い刺激よりかなり地味なので、回復のし始めの時期は、改善への派手な魔法がほしくて苦しくなります。しかし次第に緑の感覚を味わえるようになると、地味さや穏やかさの価値がわかってきます。

これらは「身体感覚」を伴う変化なので、回復者の体験談が役に立つ場合が多いです。また、赤と緑赤の違いが体験的に感じられるようになると、回復傾向にあるといえます。このことは次章でも詳しく述べていきます。

4-3

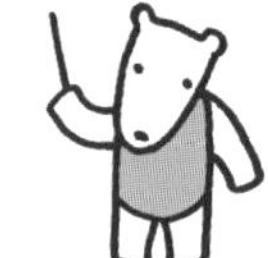

五感を意識して緑の反応に出会おう

ここからは、緑の反応が出やすくなる体のしくみ（メカニズム）を解説します。実際に緑を感じられるか試してほしいので、いろいろな手法を紹介していきます。

神経は外の世界に五感を通して反応する

五感というのは、視覚、聴覚、味覚、嗅覚、触覚のことです。人間は、これらの感覚から刺激や情報を取り入れ、３色で反応しています。それぞれの感覚について見ていきましょう。

◆視覚

あなたは何を見たら体が緑になるでしょう。あなたの目は見たいものを見ていますか？　目に優しいものを見せてあげていますか？

いわゆる「**目の保養**」という表現があります。これをポリ語では「体が緑になるものを見ること」と表現できるでしょう。

見たくないものを見たり、危険で不安だから「それ」を見ているときは、赤になっているかもしれません。何も見たくない場合は青になっているかもしれません。

多くの人は、動物や植物といった「自然」を見ると緑になるようです。特に動物の赤ちゃん、お花の芽や双葉などを見て緑になるという人はたくさんいます。このような対象は、緑のオーラを発していて、それを受けて我々の体も緑になるのかもしれません。

さて、今のあなたの目は何を見たがっていますか？　あなたの体は何を見ると緑になりますか？

◆**聴覚**
あなたは何を聞いたら体が緑になるのでしょう。あなたの耳は聞きたいもの、聞きたい音を聞いていますか？「**耳の保養**」をしていますか？

聞きたくないものを聞いたり、危険だから「それ」を聞いているときは体が赤になっているかもしれません。何も聞きたくない感じがしたら、体が青になっているかもしれません。

多くの人は、動物や植物といった「自然」を感じる音を聞くと緑になるようです。あるいは、先述しましたがメトロノームの音のテンポが「60～80ＢＰＭ」だと緑になる人が多いかもしれません。癒しの周波数というのも研究されているようです。「528Ｈｚ（ヘルツ）」や「396Ｈｚ」が癒しの周波数と呼ばれているようです。「あの人の声が落ち着く」「この人の歌声を聞くと癒される」「素敵なハモリ」――そういう「声」もあるかもしれません。

さて、今のあなたの耳はどんな音を聞きたがっていますか？　あなたの体は何を聞くと緑になりますか？

◆味覚

あなたは何を口にとり入れたら体が緑になるのでしょう。あなたの舌は味わいたいもの、食べたいものを味わっていますか？　「**舌の保養**」をしていますか？

食べたくないもの、飲みたくないものを口にしたり、義務的に口にしている場合は、体が赤になっているかもしれません。何も口にしたくない感じの場合は、体が青になって休みたいのかもしれません。

食物からの味覚刺激は、味覚を感じる脳にも情報が伝達するようですが、意識に上らない形で自律神経を介して唾液の分泌や消化器系の調整を引き起こすようです。味覚刺激によって快感や不快感の感覚も反応します。

また、体調やコンディションによって「味」は変わるといわれています。例えば、漢方薬は苦い印象を持っている人が多いかと思いますが、体調に合った漢方薬だと味わいに気持ち良さが伴うことがあります。体調が回復してコンディションが変化すると、同じ漢方薬を服用していても味が変わってくる経験を、私や私がお会いしている患者さんは何度も体験しています。

さて、今のあなたの舌や口はどんな味をほしがっていますか？　あなたの体は何を口に含むと緑になりますか？

◆嗅覚

味覚と連動する嗅覚も大変重要な入力感覚です。特に食事は、味覚だけではなく匂いも同時に感じています。食べてもいないのに不快な匂いのする食べ物はおいしくないと想像してしまうこともあるでしょう。逆にいい匂いのする食べ物は、食べる前からおいしい感覚を感じられることでしょう。

あなたはどんな匂いや香りを感じたら体が緑になるのでしょう。あなたの鼻はいい香りを嗅いでいますか？　「**鼻の保養**」をしていますか？

香水や芳香剤を販売する会社は、詳細な匂いの研究をしています。柑橘系、石鹸の香り、フローラル系、フルーツ系など、さまざまな香りを研究していると思います。

赤ちゃんの匂いが好きな人も多いようです。「動物や人間からフェロモンが出ているのでは？」という研究も盛んですが、まだよくわかっていないことも多いようです。緑になるフェロモン、赤になるフェロモンというのがあるかもしれません。アロマセラピーという分野もありますね。

さて、今のあなたの鼻はどんな香りを嗅ぎたがっていますか？　あなたの体はどんな香りに出会うと緑になりますか？

◆触覚

あなたはどんなものを触ったら体が緑になるのでしょう。あなたの肌はどんなものに触れたがっていますか？　「**肌の保養**」をしていますか？

ペットに触れると落ち着くという人がいます。お気に入りのクッションやタオルと一緒だと寝つきがいいという人もいます。炭酸風呂に入ったときの感触がたまらないという人もいます。サウナの中で感じた暑さと滴（したた）る汗の感触が、さらにサウナ後に冷水を浴びて汗が一気に流される感触が幸せという人もいます。

触覚にもいろいろあるでしょう。手で触れる。足で触れる（踏む）。全身で感じる。舌触りで感じる。空気を感じる――など、いろんな「肌感覚」があります。

さて、今のあなたの肌は何に触れたがっていますか？　あなたの体はどんな触感に出会うと緑になりますか？

＊＊＊＊＊

いかがでしょうか？　このように、5つの感覚を喜ばすということをぜひ行なってほしいのです。つまり、5つの「保養」を試してほしいのです。「今、目の前にあるもの」を「見る」「聞く」「味わう」「嗅ぐ」「触る」ということに意識を向け続けていると、緑の神経が反応しやすくなると思います。

5つの感覚が同時に気持ち良くなるように工夫してみることも、ぜいたくでいいかもしれません。

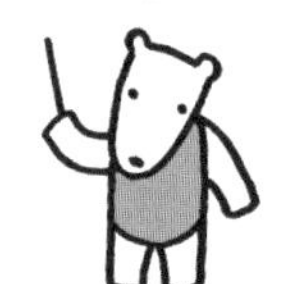

マインドフルネスで緑を活性化させる

「今ここにあるもの」に意識を向ける、「今ここにあるもの」とつながるということでも、緑の神経が活性化するのだと私は考えています。そのため、例えば次のような質問を、自分自身に問いかけてみる練習をしてもいいでしょう。

「今ここで何が見える？　３つ挙げてみて」
「今ここで何が聞こえる？　３つ挙げてみて」
「今ここでどんな〝感じ〟を感じられる？」

このように**五感を使うように自分自身に問いかけをする**ことも、ぜひ習慣づけてみてください。「今ここにある」ものとつながる営みは、「**マインドフルネス**」という言葉で説明されることもあります。この項では、マインドフルネスの概要について、紹介していきましょう。

マインドフルネスとは

「マインド」は〝心や意識〟のことで、「フル」は〝満たす〟という意味です。つまり「マインドフルネス」とは、〝心や意識を満たす〟ということになりますね。私は、マインドフルネスを「**今ここにあるものに心を込めること**」と定義しています。

マインドフルネスは、もともとは東洋思想、あるいは日本の文化に長年あった精神性をヒントに、海外の専門家が研究を重ねてできたものです。つまり、我々日本人の文化の中に存在していた考え方が、逆輸入された形ですね。

例えば、茶道、華道、書道、武道などを身につける際に、さまざまな所作がありま す。それらの「道」を歩む際に、何を観察して、どのように体を動かし、何をどう感じて対応していくのか、ということを何度も繰り返して、覚えていきます。それらすべてが「今ここにあるものに心を込めていく営み」だと私は思います。

「マインドフルネスとは何か」を考えていく際には、「マインドフルネスではない状態」も知っておくことが重要です。**マインドフルネスではない状態とは、「心ここに**

あらず」という状態です。

マインドフルネスでない状態の例

- 過去や未来に意識が向いている
- 結果や効果に意識が向いている
- 「思考」「雑念」「解釈」に意識が向いている

これらの状態を「**マインドレスな状態**」と表現することもあります。マインドレスな状態を知ることで、よりマインドフルネスな状態（今ここに心を込めている状態）が理解できてくるのではないでしょうか。

マインドフルネスの三角形

では「マインドフルネス」はどうやって行なうのでしょうか。それを「**マインドフルネスの三角形**」という図を用いて説明しましょう。

「今ここに心を込める」ということに意識を向けることが中心対象です。

マインドフルネスの三角形

中心対象

自分が決めたこと
自分の体のこと
今に心を込める

例）呼吸、食事、体を触る、ストレッチ

心ここにあらず

雑談に意識がいく
過去や未来を考える
イレギュラーなこと
中心からそれる

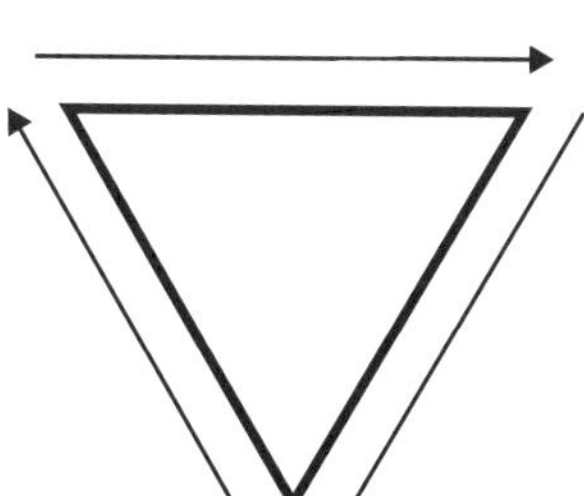

中心対象からそれた自分に気づく

「あ、雑念にそれた」とつぶやく

しかし、我々凡人はすぐ雑念に意識が引っ張られます。「心ここにあらず」という状態になります。

その「心ここにあらずになっている自分」に気づきます。

そしてまた「今ここに心を込める」に「戻る」ことが大切です。

このような、**「意識がそれたけど戻る」という営み**が、私の考えるマインドフルネスです。

マインドフルネスや瞑想の話題になると「雑念をなくすことができない」とおっしゃる人がいます。**本書でお勧めするマインドフルネスは「雑念をなくすことを目的としていない」ものです。雑念は**

あってOK、むしろあったほうがいいくらいです。

大切なのは「**雑念に気づいて中心対象に戻る**」という営みです。なぜ雑念があったほうがいいかというと「**雑念に気づいて中心対象に戻る」という行為は、雑念があってはじめてできる**からです。前ページの図のような三角形をイメージしながら、「中心対象に戻ること」を何度も体験しましょう。

ここで、「中心対象」という言葉を使いましたが、これは「**心を込めるもの**」を指しています。「今ここに存在するもの」であれば何を中心対象にしてもいいのです。

4-5 いろいろなマインドフルネスといろいろな中心対象

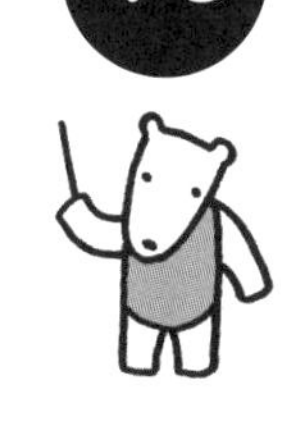

ここでは、体のどのような箇所を中心対象として、マインドフルネスを行なっていけばいいかを解説します。

呼吸のマインドフルネス

まずは、「**呼吸のマインドフルネス**」を取り上げてみましょう。呼吸のマインドフルネスは、今ここにある、呼吸（空気の流れ）をしている体、例えば鼻や口、呼吸とともに動く肺やお腹などを中心対象にします。その中から好きな体の部位を選んで行なってみましょう。

お腹の動きを含めた呼吸を中心対象と選んだのであれば、次のようになります。

呼吸のマインドフルネスのやり方

・呼吸をしながら動いているお腹を中心対象として、意識を向け続ける
・いつの間にか雑念が浮かんで、意識が雑念のほうにそれている
・中心対象からそれている自分に気づいて、また自分のペースで動いている呼吸とお腹に意識を戻す

これらを何度も行ない続けるということです。その際、五感を意識して使うために「お腹を触る」と、よりマインドフル（呼吸に心を込める）になるかもしれませんね。自分でやりやすいようにカスタマイズしたらいいのです。行なう時間も、最初は2〜3分くらいから始めてみましょう。ハードルはなるべく低く、スモールステップでいきましょう。

呼吸は「吸う（吸気）」と「吐く（呼気）」から成ります。**吸うときは赤の神経（アクセル）が働きやすく、吐くときは緑や青の神経（ブレーキ）が働きやすくなります。**そのため、赤を働かせたいときは「吸う」をメインにして、緑や青の神経を働かせたい

ときは「吐く」をメインにした呼吸を心がけるといいでしょう。

呼吸には鼻呼吸と口呼吸の2つがありますが、緑を活かすという観点から**鼻呼吸をお勧めします**。口は「食べる」と「話す」を担当してもらい、呼吸はなるべく鼻に担当してもらいましょう。赤の神経が反応しているときは、たくさんの酸素がすぐに必要な状態ですから、どうしても口呼吸になりやすいのです。

また、鼻呼吸をしやすくするためには、鼻をケアすることが大切です。そのために「**鼻うがい**」をすることをお勧めしています。歯磨きと同じくらい、鼻うがいは重要です。この2つは、異物を体内に入れないために大切な行為です。これらについては後ほど詳しく説明します。

なお、「呼吸のマインドフルネス」をポリ語的には「**緑の呼吸**」と呼びます。一方、「正しい呼吸をしなければならない」「上手に呼吸をしなければならない」という思いで呼吸をしているような場合は、「赤の呼吸」と呼んでもいいでしょう。

「緑の呼吸」は、結果や効果を期待せずに手放して、ただただ今の呼吸を観察しているものといえるのではないでしょうか。「鼻や肺やお腹がどういう動きをしているのかな?」という観察の感覚で見守りながら呼吸をしている状態を、「呼吸にマインドフルになっている」あるいは「緑の呼吸になっている」と表現します。
また、「赤の呼吸」つまり「マインドフルではない呼吸」を知ることで、「緑の呼吸」つまり「呼吸にマインドフルになっている状態」を知ることもできるでしょう。緑の呼吸と赤の呼吸の違いを少しでも感じ取れたら、素晴らしいことです。

さあ、まずは2分間でいいので、「今ここにある空気の取り入れをしている呼吸」に意識を向けて「緑の呼吸」、つまり「呼吸にマインドフル」になってみませんか？
まずは「やってみる」という体験が大切です。さあ、実践してみましょう。

食事のマインドフルネス

次に「**食事のマインドフルネス**」を紹介します。中心対象を、今ここにある食べ物や飲み物を味わう営みに置いています。

食事のマインドフルネスのやり方

・今、口の中にある食べ物や飲み物を味わうことを中心対象として、意識を向け

続ける
- いつの間にか雑念が浮かんで、意識が雑念のほうにそれている
- 雑念にそれている自分に気づいて、また自分のペースで「今いただいている味わい」に意識を戻す

これらを何度も行ない続けるのです。その際、五感を意識して使うために、食べ物や飲み物の香りを嗅いだり、それらを触ったりすると、よりマインドフルにいただけるかもしれませんね。

食事に関しては「噛む」という行為も、緑になるためにはとても大切です。**緑の神経は顎（あご）や喉とも関連しています。そして緑の神経が反応すると唾液も分泌されます。**唾液には、食べ物をおいしく感じる成分が含まれているそうです。

赤や青の神経が反応しているときも唾液は若干分泌されますが、緑の神経が働いているときの唾液の成分とはどうやら違うようです。安全な場所で、安心できる人と食べるとおいしく感じるのは、体や神経が連絡しあって我々にそう感じさせてくれているのですね。

「噛む」行為が増えると唾液の分泌も良くなりますし、胃酸の分泌も良くなるでしょう。唾液や胃酸がスムーズに働くと食べ物が消化されて、小腸で栄養を吸収しやすくなります。噛むという行為は、小腸からすると大変助かる行為なのですね。

特に**赤の神経は戦っている状態なので、しっかり噛んで食べるということがしにくく、急いで食べてしまう**ことでしょう。そうすると胃腸の動きが活発になりにくく、消化不良になるリスクが高まります。しかし、緑青の神経が反応してくれると胃腸の動きは活発になって、消化吸収が良くなり、エネルギーが充電できます。

そのため「食事のマインドフルネス」は、心に良いだけではなく、体にとってもありがたい行為なのです。そのイメージを大切にしながら、食事を楽しんでみてはいかがでしょうか。

また、**「噛む」にはリズムがあります**。リズムと緑の神経は関連があります。つまり、リズムに心が込められているとき、あるいはリズムに身を委ねているとき、リズムと一体化しているときは、緑の神経が反応しているのではないかと私は思うのです。

ガムを噛んでもいいですね。「噛む」ことを中心対象にしているということは、「モグモグ」という「今ここに存在するリズム」にマインドフルになっているといえるでしょう。
味わいに加えて、噛むリズムにも心を込めてみると、よりマインドフルな感覚になるかもしれません。

歩くマインドフルネス

次に「**歩くマインドフルネス**」を紹介します。中心対象を、今ここにある地面を踏んで歩いている「足の感覚」に置いています。

歩くマインドフルネスのやり方

- 今の地面の踏み心地を感じながら歩き続ける
- いつの間にか雑念が浮かんで、意識が雑念のほうにそれている
- 雑念にそれている自分に気づいて、また自分のペースで「今の地面の踏み心地」に意識を戻す

これらを何度も行ない続けるということです。五感を意識して使うために、例えば

散歩しているときに、**「今ここ」にある景色を見たり、「今ここ」で聞こえる音に耳を傾けたり、「今ここ」に漂う空気の香りを感じながら歩いてみると、よりマインドフルになることでしょう。**意識していると、踏み心地のいい場所にも気づくかもしれません。

一方で、下を向いて考えごとをしながらの散歩、スマホを見ながらの散歩は、マインドフルな散歩とは言いがたいですね。

先ほど「噛む」にはリズムがあることを紹介しましたが、「歩く」もリズムがありますよね。そのリズムを中心対象にするのもいいと思います。

1、2、3、4、1、2、3、4……とカウントすることに意識を向け続けやすいという方もいるかもしれませんね。あるいは何か好きな音楽のリズムとともに歩いたり、今歩いている「このリズム」のテンポと同じような歌を口ずさみながら歩くことを中心対象にするのもいいかもしれません。

いずれにしても**「今ここで歩いている」ことに中心対象を置いて、雑念のほうにそれたとしても、またそこに戻ることをし続けてみましょう。**

マインドフルなストレッチ

次に「**マインドフルなストレッチ**」を紹介します。中心対象を、今動かしている「筋肉の感覚」に置いています。

マインドフルネスなストレッチのやり方

- 体を動かして、今の筋肉の感覚に意識を向ける
- いつの間にか雑念が浮かんで、意識が雑念のほうにそれている
- 雑念のほうにそれている自分に気づいて、また自分のペースで「今の筋肉の感覚」に意識を戻す

これらを何度も行ない続けるということです。目を閉じたほうが、「筋肉が伸びた感じ」をより感じるのであれば、そうしてもいいでしょう。筋肉を伸ばすことで得られる気持ちいい感覚を感じ続けるということです。筋肉は全身にあります。**首、肩、腕、背中、お尻、太もも、ふくらはぎなど、いろいろな筋肉を伸ばしながら、その「感**

覚」を中心対象に置いて試してみましょう。

普段の生活にマインドフルネスを取り入れる

ここまで、呼吸、食事、歩く、ストレッチの4つを紹介しました。これらは、普段の生活で行なう行為だと思いますので、取り入れやすいのではないでしょうか。**普段している呼吸や食事などの際に、少しだけでもいいので「今ここ」にある呼吸や食べ物に心（意識）を込めることをトライしてほしいです。**

それを繰り返していくと、結果的に緑の神経が反応しやすくなってくるでしょう。例えば赤の神経が反応しているときに、マインドフルに呼吸をしたり、マインドフルに歩いたりすると、次第に緑の神経が反応する可能性が高まります。

つまり、緊張したりイライラしているときに、「今ここにある」呼吸や食事などに意識を向けることで、少しずつ「穏やかなブレーキ（緑）」が反応する可能性が高くなる、ということです。

4-6

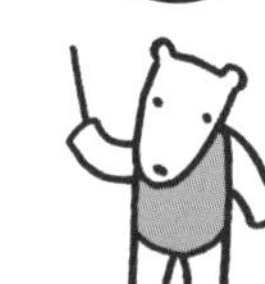

顔、首、舌、喉にアプローチする

緑は正式には「腹側迷走神経複合体」といいます。長い名前ですが、「腹側迷走神経」と「複合体」に分けられます。複合体とはどういう意味かといいますと、他の神経と「連動している」ということです。もう少し詳しく説明しましょう。

緑（腹側迷走神経複合体）は、腹側迷走神経と、顔面神経、舌咽（ぜついん）神経、副神経、三叉（さんさ）神経などを含めたものを指しています。腹側迷走神経は、心臓の動きや呼吸の速さを穏やかにする神経と思っていただいていいでしょう。その他の神経は、顔、首、舌、喉に関連する神経だと考えてください。つまり、**「顔、首、舌、喉の動き」が「穏やかな心臓の動き」と関連しているということです。**

そのため、緑の神経が反応する、つまり穏やかな心臓の動きになるためには、顔、首、舌、喉などにアプローチすると効果的ではないかと考えられます。

この緑の特徴を踏まえて、ここから**「緑の神経が反応するヒント」**を紹介したいと思います。

あいうべ体操

福岡のみらいクリニック院長、今井一彰先生が考案した「**あいうべ体操**」は、簡単にできるお勧めの顔の体操です。あいうべ体操は、もともと口呼吸を鼻呼吸に変えるために考案されました。やり方は、次の4つの動作を順に繰り返します。声は出しても出さなくてもかまいません。

あいうべ体操のやり方

① 「あー」と口を大きく開く
② 「いー」と口を大きく横に広げる
③ 「うー」と口を強く前に突き出す
④ 「べー」と舌を突き出して下に伸ばす

①〜④を1セットとし、1日30セットを目安に毎日続けます。

あいうべ体操

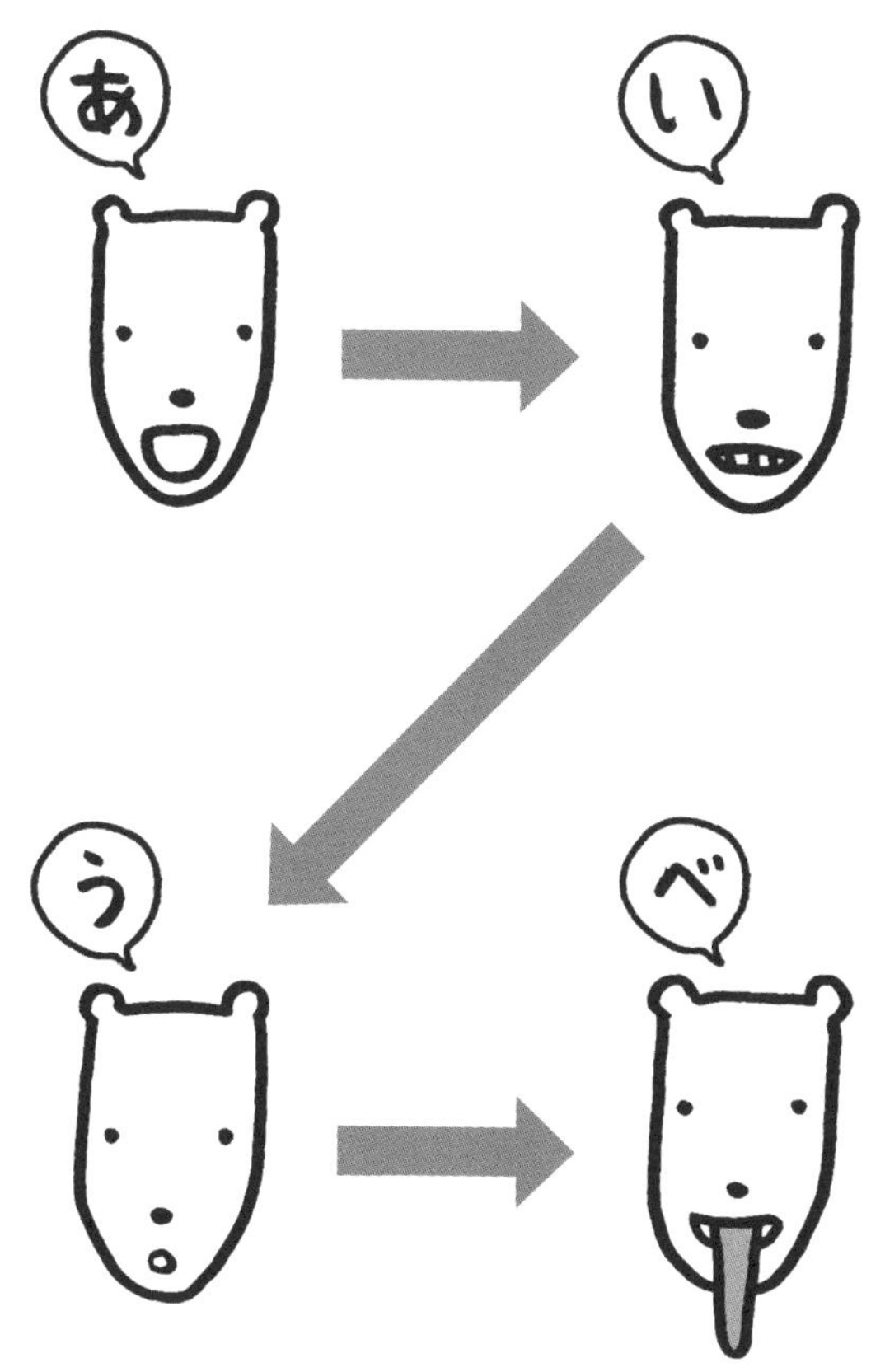

実際にやってみるとわかりますが、特に顔と舌に刺激を与えることができますね。あいうべ体操に加えて「うめぼしを食べたような酸っぱい顔」「あっかんべー」「にらめっこ」「変顔くらべ」などをしてみてもいいでしょう。

緑は「安心とつながり」がキーワードですから、安心できる人と一緒にやるとさらに緑が増えるでしょう。信頼できる親子や家族と一緒にするとてもいいですね。また、ここで紹介したような表情をしている人（写真や動画であっても）を見るのも、いい影響があるかもしれません。

「鼻うがい」と「喉のうがい」と「歯磨き」

あいうべ体操は、もともと鼻呼吸をしやすくするための体操です。鼻をケアする方法としては、「**鼻うがい**」もお勧めです。専門的には、鼻うがいは上咽頭（じょういんとう）（鼻と喉の間、鼻の奥の突き当たり）のケアが目的です。ここは、緑の神経にとって大事な部分だとされています。上咽頭が炎症することで、さまざまな病気になるリスクが高くなるとも考えられています（詳しくは巻末参考文献の堀田修先生の本を参照してください）。

逆にいうと、**上咽頭のケアをすることで、さまざまな症状が改善される可能性が高くなり、それによってからだが緑になりやすくなる**と私は考えています。

鼻うがいだけではなく、上を向いてする「**喉のうがい**」も緑の神経を刺激します。「**歯磨き**」も重要なケアの方法で、歯のほかに副交感神経系のケアにもなるため、緑が反応しやすくなると考えられます。

「鼻うがい」「喉のうがい」「歯磨き」の3点セットを毎日行なって、緑が活性化する基礎を作っていきましょう。

顔に刺激を与える

緑の神経は、顔を中心とした上半身に分布しています。**緑の神経に反応してもらうために、「顔に刺激を与える」ことは有効だと思われます。**

顔といってもさまざまな部位からなっています。目、耳、ほっぺた、口、さらに首や鎖骨付近まで含めてみましょう。

「刺激を与える」とは、例えば、「そっとタッチする」「軽く押す」「なでなでする」「揉む」「つまむ」「トントンとタップする」というように、手で刺激を与えるような動作があります。あるいは、おしぼりで顔をふくなどして、温冷の刺激を与えることもできます。

「顔に刺激を与える」ために、ここで紹介した「部位」と「刺激」を、自由に組み合わせて試してみるといいでしょう。

刺激する部位の候補としては、眉毛の上、眉間、目尻、目の下（鼻の横）、鼻の下、こめかみ、下唇の下、顎などいろいろありますね。それらをトントンとタップするのもいいですし、ただ触るだけでもいいでしょう。顔にはいろんな神経が豊富に存在しますので、どこが気持ちがいいか、いろいろ試していただきたいのです。あなたオリジナルな顔刺激を探究してみてください。

顔の皮膚の奥にある緑の神経をイメージして、語りかけるように刺激を与えてみましょう。「気持ちがいい」「心地がいい」「穏やか」という感覚を感じられたら、緑の神経が反応し始めていると考えられるでしょう。

なおここで「正しい緑の活性化の方法」を提示せず、「いろいろ試してください」と伝えている意図が伝わるでしょうか？　わからない方は、序章をもう一度読んでみてくださいね。

4-7 緑は「揺らぎ」

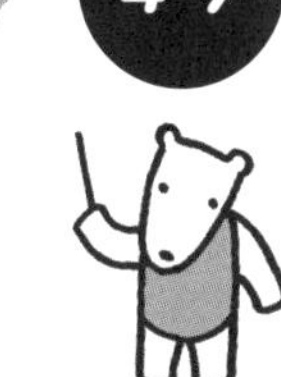

ポリヴェーガル理論をまとめたポージェス博士によると、**腹側迷走神経が働いているときの心臓の動きは、規則正しいというよりは若干の「揺らぎ」**があることを指摘しています。「**健康な不整脈**」の状態です。心臓の動きが適度に速くなったり、ゆっくりになったりするような状態のほうが健康的だというのです。

これをヒントに、ポリ語では「**適度に赤になり適度に青になるのが健康**」と表現しています。そして「**赤も青も両方大事という生き方をしていると、いつの間にか緑になる**」という考え方をしています。さらに派生して「**AもBも大切にすると緑になる**」「**緑になると一見相反するAもBも両方大切にできる**」という表現も使います。

緑が少ない、赤と青の2つの神経ばかりが反応している状態は、「動くか止まるか、どっちなの？」という感じです。「やるの？　やらないの？」「行くの？　行かないの？」「生きるの？　死ぬの？」というような、白黒はっきりさせたいときは赤青状態になっているといえるでしょう。思考がそのようになっていたら、性格のせいと考えず、神経系が赤と青ばかりになっていると捉えてほしいのです。

緑は、赤も青も含めたものを俯瞰した状態のイメージです。ちょうどブレンドの概念のところで解説したように、**緑赤と緑青を行ったり来たりしている「揺らいでいる状態」が緑**といってもいいでしょう。マインドフルネスの項で紹介した「三角形」の図（165ページ参照）で説明することもできます。

- 中心対象を決めて心（意識）をそこに向け（続け）る
- 過去や未来などの雑念や別のものに意識がそれる
- それた自分に気がついて中心対象に戻る

この3つを続けていくプロセスがマインドフルネスであると伝えましたが、**「中心を決めて、それて、戻る」という「動き」そのものが緑の神経が反応している状態と捉えています。**

「**動的平衡**」という言葉もありますが、緑の神経が反応している状態は、静的というより動的なものだと思います。そのため、緑の神経が働いていると、「動くか？

止まるか？」「やるの？　やらないの？」という対立的な感覚ではなく、「動くのもありだし、止まるのもありだよね」「やってもいいし、やらなくてもいいよね」という感覚になりやすくなります。

さらには「ちょっとやって、ちょっとやめてみたり、交互にやるといいかもね」「こういうときにやって、こういうときにはやらないのもいいのでは？」という発想も出てくるかもしれません。

アクセル（赤）もブレーキ（青）もどちらも受け入れられている感覚が緑であり、緑の神経が働いているときの赤が「緑赤」であり、緑の神経が働いているときの青が「緑青」ということです。

行ったり来たりしている揺らぎのイメージが理解できてきたでしょうか？　この揺らぎをヒントにした、緑の神経が反応しやすいエクササイズを紹介しましょう。

スワイショウ

スワイショウは、中国の健康体操で、腕を放り出すように振ります。ここでは、3種類のスワイショウを紹介します。

東洋医学には「**上虚下実**（じょうきょかじつ）」という考え方があります。上半身は余分な力が抜けて、下半身は地面をしっかり踏んで力が充実している状態を指します。この「上虚下実」の状態が人間本来の力を発揮できるというのが、東洋医学の発想の基礎です。スワイショウを習慣にしていると「上虚下実」の状態に近づいていきます。

特にスワイショウは「左右・上下・前後」というように両サイドに「揺らぐ」運動です。両サイドに揺らぎ続けるプロセスを経験することで、結果的に（いつの間にか）緑の神経が反応すると、私は考えています。

◆スワイショウ（左右）

- 腰幅より広めに立ち、膝の力を抜き軽く曲げます。上半身の力を抜いて、顔は前を向きながら、骨盤を左右に回転させます
- 上半身はもちろん、両腕の力も脱力しているので、両腕がまるで背骨を軸とした「でんでん太鼓」のようになります
- 骨盤の左右回転から遅れて、ともに動く両腕が胴体に巻きついてくる感じになってきます
- めまいの症状がある人や、少し左右のスワイショウをやってみて気分が悪くなった

ら無理せずやめましょう。気持ちが良かったら数分間、試してみてください

・顔や腕を左右に振るというよりは、骨盤を回しながら上半身は脱力したままにして、顔と両腕は回旋した力や重力にお任せする、という方法が私としてはお勧めです

・慣れてきたら、足裏の床を踏んでいる感触の変化を楽しんでみたり、膝の緩み具合で気持ち良さや動きのスムーズさがどう変わるか、楽しんでみるのもいいかもしれません

◆スワイショウ（上下）

・足を肩幅や腰幅ほどに開いて立ち、膝の力を抜き軽く曲げましょう。上半身の力を抜いて、顔は前を向きながら、両腕を肩の高さまで上げ、そこから両腕を重力に委ねるように落とします。その反動で体の後ろまで両腕が動きます

・下ろした腕の反動を利用してまた肩の高さまで振り上げ、重力に委ねるように落とします。これを繰り返します

・無理せず気持ちが良かったら続けて、腕を下ろすときの脱力感を味わってみましょう。左右のスワイショウ同様に、足裏の感覚や膝の柔らかさなども味わいながら、楽しんでみてください

3種類のスワイショウ

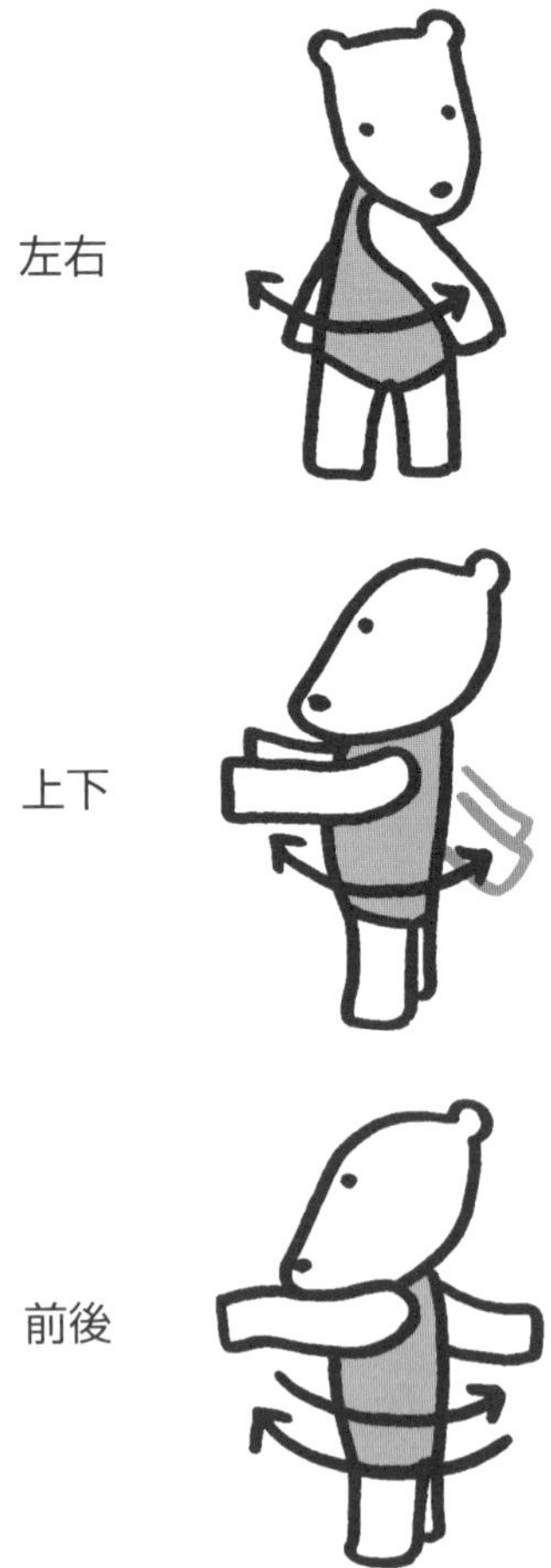

◆スワイショウ（前後）

・足を腰幅に開いて立ち、膝の力を抜き軽く曲げましょう。上半身の力を抜いて、顔は前を向きながら、腕を左右に交互に前に伸ばします

・手を胸の高さまで上げて遠くに手を届ける気持ちで伸ばし、肋骨まわりの力みが取れてくる感覚になると素晴らしいです

・手を上げて伸ばす際に、骨盤を動かすのではなく、肋骨を回旋させるイメージで、顔は前を向いたままにしてやってみましょう

・無理せず気持ちがいい範囲で続けて、腕をぶらぶらさせて上半身が脱力して、下半身が地面とつながる感覚などを味わいながら、楽しんでみてください

左右・上下・前後から連想してみよう

スワイショウ以外でも、この「左右・上下・前後」をキーワードにして、緑の反応を促す動きを見つけてみてください。ヨガやさまざまな体操やエクササイズにも、それに近いものはたくさんありますし、自分で心地よい動きを研究してみてもいいでしょう。

ただし繰り返しになりますが、どんなエクササイズでも注意する点があります。「**ハウツーにこだわらない**」ということでしたね。一生懸命に赤の神経状態でスワイショウをやっても緑にはたどり着けません。気持ちがいい、心地がいいのであれば続けて、不快な感覚があるなら無理にやることは控えましょう。

正しいやり方にこだわらず、「今の私の体は心地いい状態かな」「どうやるともっといい気持ちになるかな」などといった観察心も持ちながら、緑赤の状態でエクササイズを楽しんでもらえればと思います。

緊張と弛緩の揺らぎ

左右・上下・前後への行ったり来たりだけでなく、緊張と弛緩の行ったり来たりも、緑の神経が反応するキーワードです。「**筋弛緩法**（きんしかんほう）」というリラクセーション法があります。筋肉は、緩めようと思ってもなかなか緩まりません。しかし**筋肉の特徴として、意識的に緊張させて一気に脱力すると弛緩しやすい**という性質があります。この原理を応用したのが筋弛緩法です。

私がよく臨床現場で行なっている筋弛緩法は、上半身のさまざまな筋肉を一気に緩める方法です。ほどよい強さで筋肉に力を入れて抜く、ということを実践するものです。これは、松原秀樹先生（元西日本メンタルヘルスセンター総合相談室室長）が発案された方法です。

- 両腕を前に出して拳を握ります。前腕の筋肉が緊張しているのを感じましょう
- 肘を曲げて、拳を肩のほうに近づけます。上腕に力が入っているのを感じましょう
- そのまま肩を上げます。肩の筋肉を緊張させていることに気づきましょう
- 肩を上げたまま胸を広げるために両拳を左右に開き、頭を後ろに倒し上を見上げ、首の後ろの緊張を感じましょう
- これが上半身の多くの筋肉をすべて緊張させている状態です。腕、肩、首、背中などの筋肉を緊張させていることに気づきましょう
- 3～5秒ほど緊張させた後に一気にダラーと、すべての筋肉を脱力させましょう。その際、今まで緊張していたそれぞれの筋肉が緩んでいくかどうか、意識を向けて観察してみてください。暖かくなる感じや、チリチリ・ピリピリする感覚、シュワーっとなる感覚などを感じるのではないでしょうか

筋弛緩法

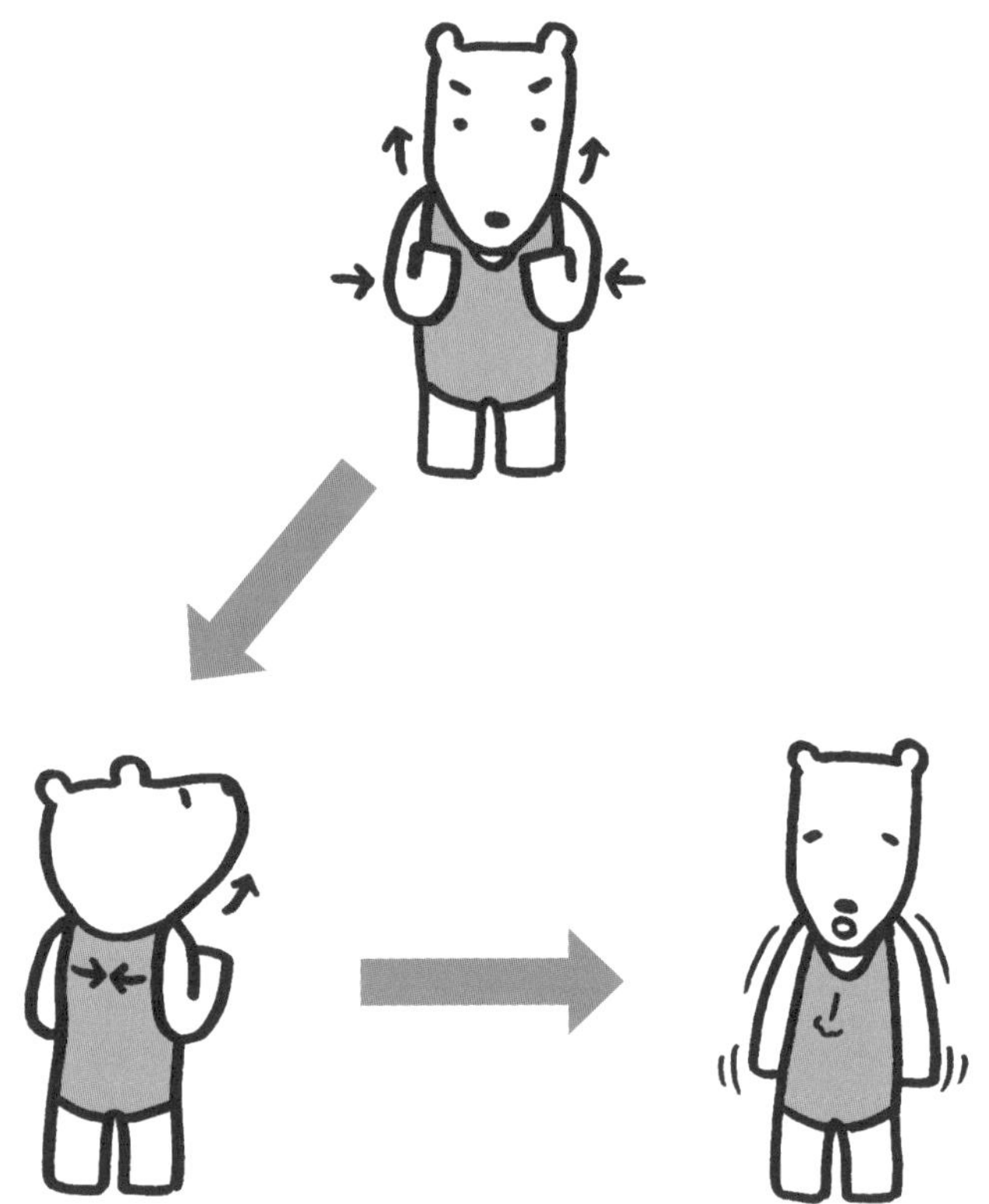

この筋肉が緩んでいくプロセスを5～10秒ほど感じ続けてください。

緊張させて一気に弛緩させるということを数回繰り返すことで、「適度な緊張」あるいは「適度な弛緩」が体験できます。この「行ったり来たり」に、緑の神経が反応していると考えていいでしょう。

ここで紹介した筋弛緩法に限らず、ヨガなどのさまざまなエクササイズには「緊張と弛緩」の繰り返しがあります。これらを体験することで緑の神経が反応することでしょう。**「緊張」が赤、「弛緩」が青、それを繰り返してしばらくすると緑が反応する、**そういうイメージでやってみてください。緑の神経を育むために、あなたオリジナルの「緊張と弛緩の揺らぎ」を開発してみてはいかがでしょうか。

揺らぎを「見る・聞く・体験する」

また、**揺らいでいるものを「見る・聞く・体験する」というのも、緑の神経を反応させるために有効と考えられます。**揺らぎは「自然現象の中にある動き」ともいえます。

波打ち際に打ち寄せる波の様子、葉っぱが揺れている様子、水面に反射する太陽（月）

の光、ロウソクの炎などは、自然界に存在する揺らぎの一例でしょう。
あまりにも激しい揺れだと我々の体は赤になってしまいますが、穏やかな風に反応する葉っぱの揺らぎなどを見続けることで、体が緑になる可能性は高まります。

揺らいでいる音を聞くことも、緑になるきっかけになるでしょう。水が流れる音、滝の音、焚き火が燃える音、雨の音など、自然界に存在する穏やかな揺らぎ音は、我々を緑にいざなってくれます。

楽器の音色に緑の神経が反応することもあるでしょう。バイオリンなどからの、適度に揺れている音色の影響を受けることもあるでしょう。独特な揺れを生じさせる楽器もあります。例えば、ハンドパンやカリンバという楽器をご存知ですか？　その独特な音色により緑になるという人もいます。

また癒し系だけではなく、トランス状態へいざなう楽器というのも存在します。世界にはいろいろな楽器がありますので、それぞれの音色を研究してみてはいかがでしょうか。

揺らぎを体験することで緑になることもあるでしょう。例えば、浮き輪などの安心できる道具を使いながら波の揺れに身を任せる体験です。また、乗馬ができる人は、馬にまたがって散歩しているときに緑になれそうですね。適度な揺れに身を任せていると我々の緑の神経が反応してくれるのでしょう。緑の状態でいる大人にゆらゆらと抱っこされている子どもも緑ですよね。緑は影響し合います。

このように、自然界に存在する穏やかな揺れを見たり、聞いたり、体験したりすることで、我々の体は緑になっていくことでしょう。それらは、「**いつまでも見ていられるもの**」「**ずっと聞いていられるもの**」と表現されることもあります。

そのようなお気に入りの揺らぎを、ぜひ見つけて体験してほしいと思います。満足したら、あるいは飽きたら、次の揺らぎに移りましょう。

4-8 タッチの効用

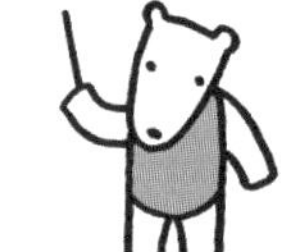

セルフで行なう緑の活性化の最後に、タッチについてご紹介します。緑の神経は安全や安心を感じているときに反応しているとお伝えしました。これは赤ちゃんが養育者に抱っこされて守られている感覚が原型かもしれません。「抱っこ」――つまり肌と肌が優しく触れ合っている、そこに安全を感じるのでしょう。

相手が緑になるようなタッチをポリ語では「**緑の手**」と呼び、相手の体が赤や青になるようなタッチを「**赤の手**」と呼びます。触れると相手の神経の状態がよくわかると思います。

どのような手で触れられると緑になるか、研究してみてください。神経整体や療育整体（第6章参照）などもタッチを重視しています。

私が病院でセッションをする際に、患者さんご自身で「**セルフタッチ**」をしてもらうことがあります。自分の体を触りながら話してもらうのです。

すると、赤が反応する話題になるとセルフタッチしていた手が自然と急に速くなったり、逆に青が反応する話題になるとセルフタッチしていた手が止まったり、体から離れたりします。「あ、また止まってましたね」と自身で気づかれて、また自分の体に触れてなでてもらうと、緑の神経が反応し始めることもあります。

このように心療内科では、セルフタッチを大切にしているのです（なお、セルフタッチにご興味のある人は、巻末参考文献で紹介している中川れい子さんの『みんなのセルフタッチング』をお勧めします。私自身も患者さんによく勧めています）。

「触れる」といってもいろんな触れ方があるでしょう。ただそっと手を添えることもあれば、なでなでとさする感じ、手の温もりで温めようと思いながら触る感じ、覆い包む感じ、ぎゅっと握る感じ、揉む感じ、ゆする感じ、などさまざまな触れ方があるでしょう。

あるいは「**タッピング**」といって、ぽんぽんと軽く叩く感じも触れるに入れてもいいかもしれません。さまざまな触れ方を試してもらいたいです。「気持ちいい」「心地よい」と感じる触れ方があれば、今の自分の体に合っているのでしょう。

セルフタッチにはさまざまなものがありますが、ここでは3つ紹介します。

合掌

これはほとんどの人がやったことがあるタッチではないでしょうか。祈ったり成仏を願うときに行なうポーズですが、ここでは、**手と手が触れている感触に意識を向けてやってほしいのです。**

左手の温もりを右手で感じられるか、逆に右手の温もりを左手で感じ取れるか、そしてそれが気持ちがいいか。手の位置は胸の前が気持ちいいか、少し下げてみるとどうか、上げてみるとどうか、体と両手の位置はどの程度近づくのが気持ちいいか――など、「気持ちがいい両手の位置」を探してみるのもいいかもしれません。見つかったらその位置で手を合わせながら、タッチの感覚を味わってみましょう。

そして、落ち着いて穏やかな身体感覚に変化するのであれば、「緑の神経が反応している」と考えていいでしょう。あなたに合う合掌を見つけたら、食事の前後、就寝前、仕事の前後など、いろんな機会に合掌を試してみましょう。「いい感じ」を感じられるのであれば、ぜひ日課やルーティンとして、日々の生活に取り入れてみてください。

セルフハグ

自分自身をハグしてあげる**セルフハグ**もお勧めです。右手で左肩を触れ、左手で右肩を触れてみましょう。触れる肩の位置について、気持ちがいいところを見つけてみてください。肩の上、肩と腕の付け根、上腕、肘、鎖骨付近などを触れてみて、どこが気持ちいいか試してみましょう。あるいは脇で手を挟むこともお勧めです。手を挟む強さもいろいろと変えてみてください。どのくらいの強さが気持ちがいいか、心地がよいか、試してみましょう。

一般的に赤の神経が反応しているときは、ハグやタッチを強めにしたほうが心地よく感じるようです。一方、青の神経が反応しているときは、そっと触れるくらいのほうが心地よく感じるようです。いろいろ試してみてください。

目を閉じたほうが「触れている感触」に意識を向けやすいのであれば、目を閉じて感じてもいいでしょう。マインドフルネスの三角形で説明したように「触れている感触」を中心対象に置いて、気が散ってもOKという気持ちで「触れている感触」に戻りながら味わってみてください。

セルフハグ

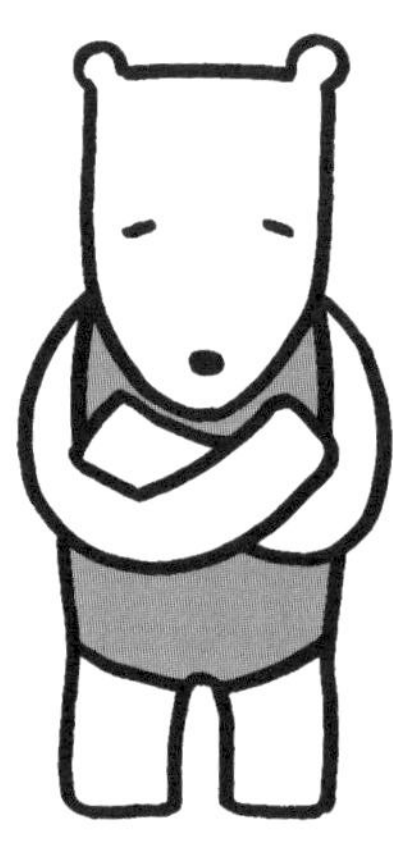

また「**バタフライハグ**」という方法もあります。セルフハグはタッチが中心ですが、**バタフライハグは蝶々が飛んでいるかのように肩（あるいは腕）をパタパタとタッピングしていく方法です。**タッピングも指先でのタップや手のひらでのタップなどがあります。タップする場所もいろいろあるでしょう。同じ場所をタップするのもよし、タップする場所を微妙に変えていくのもよしです。

タップのスピード、強さ、リズムなどもさまざまなバリエーションを試してみて、気持ちがいいバタフライハグを見つけてみてください。

数回、数分試してみて、なんとなく穏やかで落ち着いた身体感覚を感じられたら、緑が反応してくれたということでしょう。

頭をタッチ

自律神経は脳と各臓器を結ぶ神経です。自律神経は手で直接触れることはできないのですが、少しでも近くで触ってもらいたいものです。たくさんの自律神経が集まる頭付近のタッチもいろいろ試してみてください。

いずれの部位においても、手のひらの温かさや触れている感触を味わってほしいと思います。手から温かいエネルギーが出ているイメージを連想してみてもいいかもしれません。

おでこのタッチはいかがでしょう。両手でもいいし片手でもいいです。片手だと手のひらいっぱいを使ってタッチできます。熱があるか確かめるときには、おでこをタッチしますね。あの感触を数分間味わってみるのもいいのではないでしょうか。

頭頂部のタッチはいかがでしょう。両手でする場合は、左手で直に頭部に触れて、右手は左手の上に置いて、感触を味わってみてください。手の位置が逆のほうがいい感じと感じられたら、そうしてみてください。

後頭部のタッチはいかがでしょう。こちらも両手でも片手でも構いません。両手でする場合は、頭頂部と同じように手を重ねてみてください。後頭部を両手で触れながら小さく無限大（∞）マークをなぞるように動かすと気持ちがいい、という人もいます。さらにその際、脳の疲れやくたびれがほぐれていくようなイメージで無限大（∞）の動きをすると気持ちがいい、という人もいます。

頭と首の付け根へのタッチはいかがでしょう。この部分にも神経がたくさん通っています。神経への思いやりや感謝を込めながらタッチをすると、より緑が生まれるかもしれません。

4-9

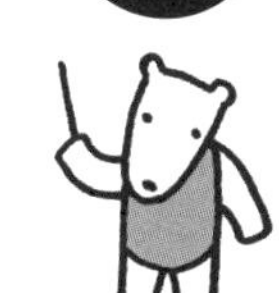

人と一緒に緑を活性化する

ここまで、主にセルフで行なう緑の神経の活性化について述べました。緑の活性化についてもう一つ話題にしたいことがあります。それは「**人と一緒に緑を活性化する**」ということです。

このことを紹介するために、人間の赤ちゃんはどのように3色の神経が発達していくのか、ということについてまずは見ていきましょう。

「**個体発生は系統発生を繰り返す**」という考え方があります。哺乳類の進化のプロセスは、魚類→両生類→爬虫類→鳥類・哺乳類の順に進化したと考えられています。それをたどるように、人の胎児も似たようなプロセスを経ているという説です。つまり、お母さんのお腹の中で、魚類の段階、両生類や爬虫類の段階、原始的な哺乳類の段階を経て、人間へと成長しているように観察されるというわけです。

青→赤→緑の順に自律神経は発達する

この考え方を踏まえて、自律神経系の成長・発達について説明します。**まずは青の神経が発達し、次に赤の神経が発達し、出産前の段階で緑の神経が発達してくると、ポリヴェーガル理論では考えます。**そして興味深いことに、赤ちゃんは緑の神経が未発達な状態で産まれてくるようです。

人間は、**産まれた後に母親のような養育者とのやりとりを通して安全感や安心感を体験することで緑の神経が発達していく**と考えられています。3色は何歳になっても（大人になっても）発達していくことでしょう。子どもたちが社会に適応していく際、心だけではなく体、つまり神経も発達していきます。その過程で、緑の神経を発達させていくことを、とりわけ重要視すべきです。

ポリヴェーガル理論が提唱される前は、自律神経が語られる場合、戦うか逃げるかという交感神経と、リラックスして休息をする副交感神経のバランスのみが話題になっていました。これは、個体内の神経のバランス、つまり個人内の話が中心の観点でした。

ところがポリヴェーガル理論で腹側迷走神経複合体（緑）の神経系が強調されるようになると、個体間・個人間も含めた神経のバランス、つまり人間関係と自律神経の関連についても、話題に上がるようになりました。**腹側迷走神経複合体（緑）は「社会性の神経」とも呼ばれている**ことからもわかるように、これがポリヴェーガル理論の特徴的なところです。

緑の神経は、母親のような養育者との触れ合いを通して発達していくと述べました。例えば、赤ちゃんが大きな音にびっくりして大声で泣いてしまったとしましょう。これは赤あるいはブレンドの青赤の神経が働いています。心拍数が増えて呼吸が速くなっている状態でしょう。

それに気づいた母親は「あらあらごめんね、びっくりしたねぇ、はいはい」とやや早口で言いながら抱っこをするでしょう。そして赤ちゃんの体をしっかりと抱えて縦や横に揺らしながら、次第に穏やかになり、ゆるやかなスピードの口調に変わっていきます。「びっくりしたね、もう大丈夫だよ〜」と言いながら次第に揺らすスピードを緩めて「穏やかなブレーキ」の環境を作っていきます。

このような行動は、意識的でもあるし、「自然とそうしてしまう」行動でもあるのでしょう。「我が子を安心させるにはこうしたらいい」という本能が働いているかのようです。

母親の緑の神経が活性化していればいるほど、赤ちゃんの緑の神経も活性化していきます。まるで緑の神経の波長が移るかのように、抱っこしている人の緑の神経が赤ちゃんにプレゼントされるかのように、同期していく感じです。

これを私たちの業界では「**協働調整**」と呼びます。一緒に（協働で）神経を調整し合う営みなので、このような表現をしています。赤ちゃんの緑が、親の緑の力を借りながら、ともに揺れて育っていくというイメージです。

ホームとアウェーを行き来する

ここで左ページに挙げた図の説明をします。一番左は安全基地にいる状態です。その人にとって安全な場所、安心できる空間、戦うことや逃げることの必要ない緑の状態でいられるところです。

安全基地から近い場所での活動は、緑が多めの「緑赤」の神経が反応していると考

安全基地で協働調整されてホームとアウェーを行き来する

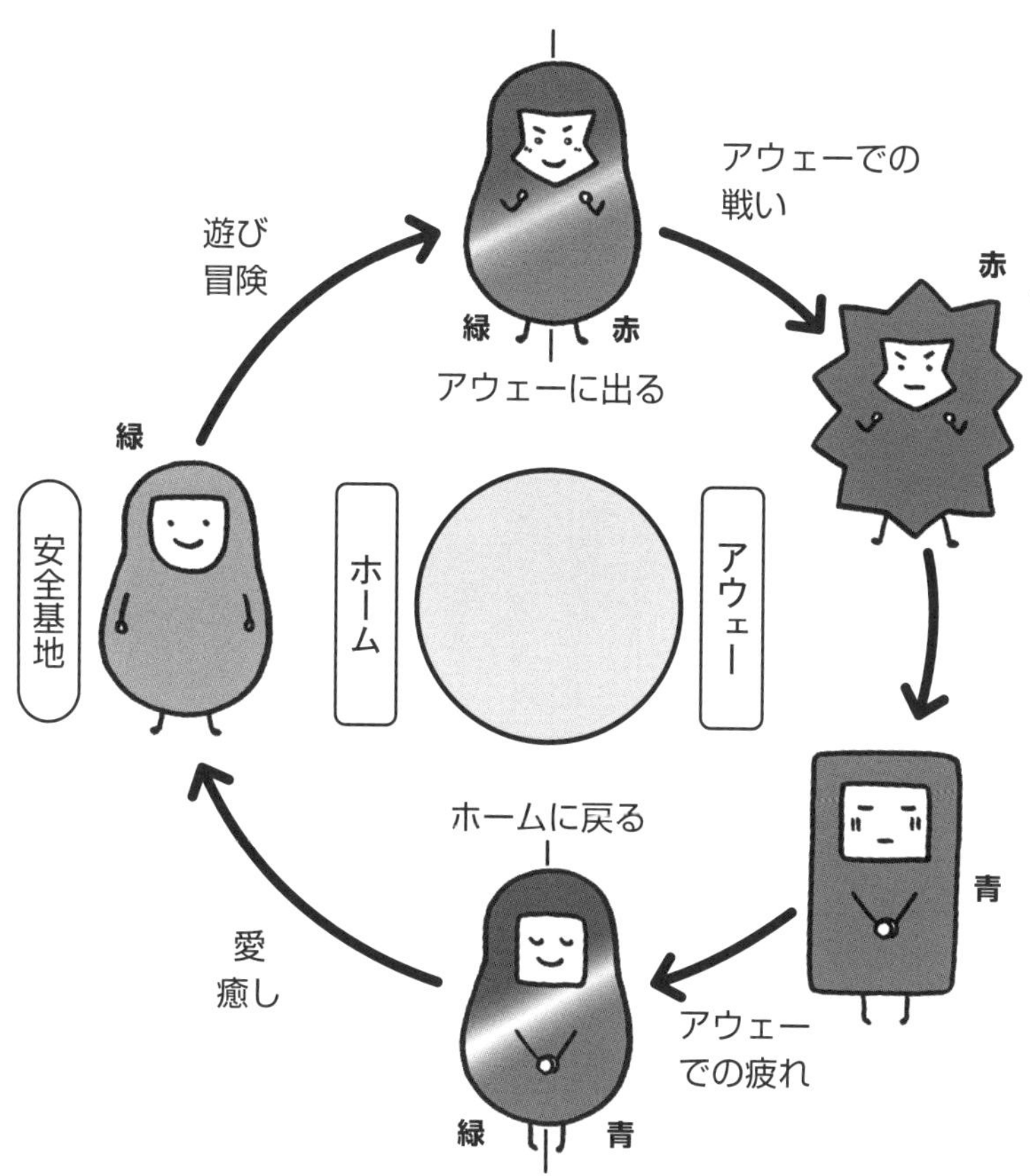

えていいでしょう。すぐに安全基地に戻れるという安心感がある状態で能動的に活動できます。つまり、緑赤は遊びで自由で主体的な活動をしている状態です。

安全基地から次第に遠くなると、少しずつ安心感が減りながらの活動になりますし、想定外のことも起こりうるでしょう。次第に緑が少なめな赤の状態に近づいていきそうです。ホームグラウンドからアウェーグラウンドに場所を移して活動する感覚と表現できるかもしれません。

アウェーで危険なことに遭遇するとさらに赤が反応して、その対象者（物）と戦ったり、そこから逃げたりして能動的に安全な場所や安心できる状況に戻ろうとしたり、変えようとする生理反応が出てくることでしょう。

あるいは、体（神経）が赤でもうまくいかないと判断したら、受動的な青になり安全になるまで、あるいは安全な人が来るまで待ったり、省エネモードになって充電しようとする状態になることもあるでしょう。

そのような現場から、（例えば、家族の輪や我が家などのような）安全基地に帰ると、少し落ち着いて青緑の状態になってきて、「今」に意識が向くような感覚になることでしょう。

安全基地の空間で家族のような人に見守られていると、青で落ち込んでいてもその青を否定されるわけでもなく、あるいは赤で興奮していてもその赤を否定されるわけでもなく、「よく頑張ったね」「とりあえず一緒にこれをしよう」「まずは一人でゆっくりしよう」という緑の神経が混ざった空間にいることができます。そうすると、いつの間にか本人も緑が少しずつ増えていく、という経験ができるでしょう。

赤や青の神経が反応していた本人が、次第に緑青や緑赤になって緑が増えていく、安全基地の空間や波長によって「協働に神経が調整されていく」というイメージです。いかがですか、図の理解ができたでしょうか。

「一緒にいる」ことで緑の反応が移っていく

先ほどは、赤ちゃんの協働調整の例を示しました（205ページ参照）。そこから成長して、歩き出すようになっても、あるいは一人で外出できるようになった頃も一緒です。「行ってきまーす！」と元気よく学校へ行き、放課後、外で遊べるようになった頃、例えば公園で転んでケガをした、近所のおじさんに叱られた、友だちと喧嘩をしてしまったといった、想定外の場面に遭遇することもあるでしょう。

その場面では、その子の神経系は赤や青になって安全や安心を得ようと必死になっているとことでしょう。ケガをしたり、怒られてしょんぼりしたり、喧嘩をしてイライラしたり、そうしながら我が家という安全基地に帰ります。

そして、親や家族から傷の手当てをしてもらったり、慰めてもらったり、「とりあえず一緒にお風呂に入ろう」「お腹空いたでしょう、一緒にご飯食べよう」と話しかけられ、緑の神経の家族に見守られていると、だんだんと赤や青の神経が自然と緑になっていくことでしょう。

このように、家族の緑の力で協働調整されていくプロセスを何度も繰り返すことで、自身の調整力が養われてきます。

思春期になり、成人期に入る頃になっても一緒です。それまでは、主に家族が協働調整をしてくれる対象であったのですが、次第に学校の先生、仲良しの友だち、先輩や後輩、習い事の先生やコーチなど、さまざまな人たちの安心や安全の空間に自分がいることで、緑の神経が育っていくでしょう。

それぞれの人たちが緑の神経でいる場面に「一緒にいる」「一緒にする」ことで、緑の反応が移り協働調整されていくことでしょう。その人たちが、なんとなくいつもそばにいる、後ろで見守ってくれている、相談したら「こう励ましてくれるだろう」

「こう応援してくれるだろう」――そのような感覚になっているかもしれません。

神経的な調整の自立（自己調整）

思春期や成人期では、親からの自立という心理的課題が生じます。もちろんこの時期は心理的な自立も大切ですが、本書の立場からは「**神経的な調整の自立**」について知ってほしいと思います。

これまでの流れで表現すると、これを「**自己調整**」と表現します。**自立とは「協働調整を経験しながら自己調整ができるようになること」**となるでしょう。

自分では赤と青の神経をなかなか緑にできないことがあります。特に子どもの頃はそうでしょう。信頼できる大人や安心できる人がいる環境の中で次第に、自然と緑の神経が反応してきます。このように他者の落ち着きや穏やかさと交流することで、だんだんと自分だけでも緑の神経の調整ができるようになってきます。

社会人になって仕事をするようになっても同様です。上司、先輩、後輩、同僚などが緑の状態で接してくれることが多い、あるいは本人の緑の神経が反応するような、つまり**安全感や安心感を得られるような人や環境が職場内に存在するほど、協働調整ができるので、自己調整もできるようになっていきます。**

職場の環境が変わると、緑の神経で交流する環境も変化しやすいので、一時的に赤や青が反応することでしょう。そのような場合、仕事以外で緑になれるコミュニティに複数所属していれば、職場の環境が変化しても、協働調整できる環境が担保されているので、大きくは崩れないかもしれません。組織の中で働くとき、さらには組織をまとめる立場になったときにも、ポリ語で観察しながら調整をして仕事をしていくことは重要です（巻末の参考文献の白井（２０２４）と梅村（２０２３）に詳しく述べられているので参考にしてください）。

このように親からの自立という側面や人間関係の発達に関して、「**神経系の調整能力の発達**」という視点で見ると、さまざまな連想が湧いて面白いのではないでしょうか。

安心できる人と過ごして緑を活性化しよう

さて、子どもの成長や人間関係における緑の調整について、ここまで説明してきました。これらを踏まえて、話を戻します。本章のテーマは、緑の活性化でした。「セルフで行なう緑の調整」に加えて、この項では、「人と一緒に緑を活性化する」ことについても紹介しました。

つまり、**あなたが安心できる人と一緒に時間を過ごすということが、緑の活性化につながる**ということです。

あなたにとって安心できる人は誰ですか？　安全だと感じられる人は誰ですか？　それは、「戦う必要のない人」「批判や非難をせずにそのままの私を理解し受け入れてくれる人」「（親、子、教師、生徒、部長、係長といった）役割だけで見ずに、本来の私を見てくれる人」といえるかもしれません。人種、性別、病名、そして偏見のような目で見ず、あるがままの私を理解してくれる人、といえるかもしれません。

そのような人に電話をして近況を報告し合ってみましょう。メールやＬＩＮＥ、あるいは手紙を書いてやりとりするのもいいかもしれません。実際にその人に会って話をするのもいいでしょう。懐かしくて楽しい話に花が咲くこともあるでしょう。

そのような人たちからもらった、勇気の出る言葉を思い出してもいいでしょう。写真、手紙、色紙などが残っていると、よりはっきりと思い出せるかもしれません。

それらを手に取ってみて、穏やかで落ち着いた気分になったら「**人と一緒に私の緑が活性化した**」と考えていいでしょう。

以上、「緑を活かす方法」について述べました。セルフで緑を活性化する方法をベースにしながら、安全で安心な人と一緒に緑になっていく体験も、同時に重要視してほしいのです。

セルフで行なう方法を安心できる人と一緒にやると、さらに相乗効果が期待できるかもしれません。ぜひやってみてください。

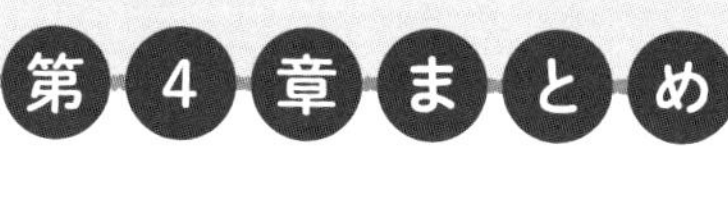

- 五感を気持ちよくすると緑の神経が反応する
- マインドフルネスとは「今ここにあるもの」に心を込めて過ごすこと
- 自分で中心対象を決めて、雑念にそれてもOKとし、中心対象に「戻る」という体験を大切にする
- 緑の神経は顔や上半身に多いため、そこを刺激するエクササイズをすると緑が反応しやすい
- 緑のポイントは「揺らぎ」であり、それをもとに独自の緑エクササイズを開発してみよう
- 緊張と弛緩の両体験をすることでも緑の神経が反応する
- 安全な場所で安心な人が近くにいると緑の神経が反応する

第5章

悩み方や体験を変えよう

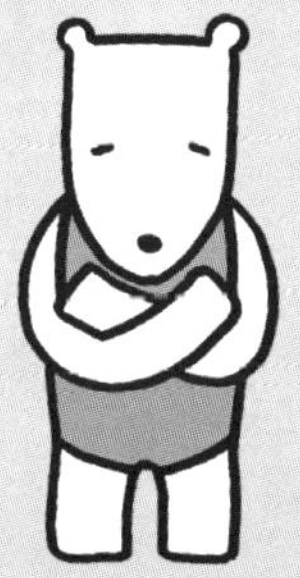

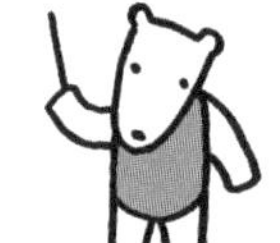

5-1 緑赤のブレンドを仲間にしよう

前章では「緑の反応」を得るための工夫を紹介しました。この工夫を踏まえて、第5章では、「**今までと違った悩み方や体験にするためにポリ語からヒントを得る**」ということについて詳しく見ていきたいと思います。

そのための方法として、「ブレンドを仲間にする」ことを紹介します。さらに本章の後半では、コミュニケーション上でポリ語をどのように使うかについても説明します。まずは、緑赤のブレンドを仲間にする方法について、解説しましょう。

赤と緑赤の特徴のおさらい

緑赤のブレンドを仲間にするには、まず「**赤の神経**」と「**緑赤の神経**」**の違いを体感する**ことが重要です。

復習です。赤はアクセルで、動いているときの生理反応です。血圧や脈拍を高めて、酸素をたくさん取り入れるために呼吸が速くなり、筋肉にも力が入っています。声が大きく早口になりがちです。他人を安心させようとする行動というよりは、他人をコントロールしようとする行動のほうに意識が向いています。状況や他人を変えたり、コントロールすることで安心を得ようとしています。

つまり**「安心したいから」状況や他人を動かしている状態**です。「自分の状態がどうあるか」という意識よりも、状況や他人がどうあるか、今の状況や相手は「危険かどうか」という方向に意識が向いています。自分よりも外側のほうに意識が向いているということです。

「やりたくてやっている」というよりは「やらなければならないからやっている」「怖いからやっている」「不安になりたくないからやっている」「結果が気になって動いている」という状態です。ちなみに「やりたくてやっている状態」については、「緑赤が反応している」と呼んでいます。**「安心したくてやっている（赤）」と「安心してやっている（緑赤）」の違い**です。

つまり赤は、動くことで安心する、状況を変えることで安全を確保する、他人に動いてもらったり言ってもらうことで安心を得る、危険な場所から離れることで安心しようとする、嫌な体験をしないように努力することで安心を得ようとする、そのような神経状態です。能動的で、行動的で、活動的です。

不安や恐怖のレベルが高ければ高いほど、赤の濃さが濃いと考えられます。不安が強いほど、心拍数や血圧が高くなり、呼吸数も増えて力み具合が強まっていることでしょう。

この赤に緑がブレンドされた緑赤について思い出してみましょう。緑は安全感、安心感、今ここととつながっている感覚、「一緒」にという感じ、見守られている感覚などがキーワードです。

このような**緑の感覚を感じながら能動的で行動的で活動的な状態が緑赤**です。赤と緑赤の違いをイメージできるでしょうか？　このようなブレンド状態を体験できるようになっていただきたいのです。具体例を示してみましょう。

①上司の評価が気になってしまう部下のケース

「上司から感謝されないと不安で、ありがとうと言われたいからムキになって仕事をしている」「上司から認められないと不安で、どうしたら認めてもらえるのか気になりながら仕事をしている」――これは、「上司の言動で安心を得ようとしている」からで、不安や疎外感を味わいたくない（逃げたい）という状態です。

これは、赤の神経が反応している状態です。筋肉は全体的に力み、脈拍、言動も速いスピードになり、視野が狭くなっている可能性が高いです。

「音楽を聴きながら仕事をしたら、上司に認められるか気にならなくなって、別に普通に仕事したらいいやと感じた」

「昼休みに久しぶりにおいしいランチを食べたら、上司の機嫌はあまり気にならなくなって、むしろ自分のスキルアップをしたいという意欲を、いつの間にか感じていた」

「上司の言動がどうであれ、今目の前にあることを淡々と行なっている」

このような感覚は、緑赤といえるでしょう。上司の言動だけで安心を得ようとしてはいません。上司がこうであってほしいとコントロールすることに固執しておらず、自分にとって必要なことや今ある仕事に意識が向いています。そして、「上司の言動以外（例えば、音楽、おいしい食事、大好きなペット、筋トレなど）でも安心が得られている自分がいて、仕事をしている」ともいえましょう。

赤から緑赤にシフトするためには、

❶「上司の言動や機嫌のみで安心しようとしている自分」に気づく

❷上司の言動以外で緑になるように体の調整を工夫してみる（例えば、水を飲む、深呼吸をする、外に出て体を動かす、好きなペットの画像を見るなど）

❸安心を充電した状態（少しでも緑が増えた状態）に整えてから、本来の仕事に戻る

という流れをたどると、緑赤の状態で仕事に向かえるかもしれません。コントロールする対象は相手や結果ではなく、まずは自分の体のコンディション（神経）、ということです。

念のため伝えておきますが、「赤が間違いで緑赤が正しい」ということを言いたいわけではありません。赤が必要なときもありますし、緑赤が必要なときもあります。どちらにもなれることが重要なのです。そして、**赤で仕事をしていた場合と緑赤で仕事をした場合では、悩み方や体験が変わる**ということです。

②生徒の成績が気になって悩んでいる塾講師のケース

「生徒の成績が上がらないと不安だから指導する」「生徒の成績が落ちるのは恥ずかしいからそうならないように指導する」――これは、「生徒の成績という結果」で安心を得ようとして「不安や恥」から逃げたいという神経状態です。「不安からくる活動」「恥をかかないための行動」なので、赤の神経が活発になっていることでしょう。歯を食いしばり、生徒に対する言動も力みがちで、胃腸があまり動きづらい状態かもしれません。

「生徒が笑顔で楽しそうに学んでいる様子を見て、生徒の成績や結果にこだわるのが馬鹿らしくなり、結果はどうなるかわからないけど、今できることをしっかり指導しようとなんだかほどよく力が抜けた」

「『受験前だからこそ、我々が風邪をひかないように注意し、のびのびと楽しく指導していこう』と塾長が盛り上げてくれて、結果は受験の神様に任せて、生徒が安心して学べるように指導しようと勇気が湧いてきた」

「保護者に『合格しても不合格でも、先生の指導がわかりやすいから最後まで塾に行きたいみたいです』と聞いてなんだか安心した。生徒の成績だけで安心しようとせず、まず私が落ち着いて指導することのほうが大切だと感じた」

という感覚は緑赤といえるでしょう。まず指導者の体が心地よくて穏やかでいることが優先されて、成績や結果は後からついてくる、という感覚で生徒と向き合っている状態です。

赤から緑赤にシフトするためには、

❶「生徒の成績や結果で安心しようとしている自分」に気づく

❷生徒の結果以外で体のコンディションを緑に調整する工夫をする（頭頂部をタッチしながら呼吸を整える、スワイショウをする、温かいものを飲む、安心できる人と話すなど）

❸体を調整した状態（少しでも緑が増えた状態）にして本来の業務に戻る

という流れをたどると、緑赤の状態で指導に戻れるかもしれません。コントロールする対象は生徒や結果ではなく、まずは自分の体のコンディション（神経）の調整、ということです。そして、**赤で指導をしていた場合と緑赤で指導をした場合では、悩み方や体験が変わる**ということです。

③試合直前でナーバスになっているスポーツ選手のケース

「あのチームの状態はどうなのだろう。相手は何をしかけてくるだろう」「相手にぎゃふんと言わせたい！」「今年も負けたら嫌だからお前（チームメイト）がミスしたら許さんからな」という状態も赤の状態です。「負け」「敗北」「劣等感」を避けたくて、「勝ち」「勝利」「相手が負けた」「優越感」だけで安心を得ようとする神経状態です。意識が自分（たち）ではなく、相手（のみ）を見て、戦ったり逃げたりしている赤の状態です。


「自分たちが練習してきたことを試合でやるだけだ。家族にも感謝したい」

「仲間やチームプレーを大切にして共にサポートしながら戦っていこう」

「勝っても負けてもいいから、悔いのないよう、自分たちのプレーをしていこう」

このような感覚は緑赤といえるでしょう。勝ち負けの結果や優越感などで安心を得ようとしていません。外側（敵）だけではなく、自分たちチームを見ていて、自分たちが大切にしていることや練習してきたことなどに意識を向けています。そして、つながりや相互フォローに価値を置いて戦っている感じです。

「自分たちらしくあること」を優先している感覚、つながりやチームワークを重要視している感覚は、緑赤の神経の特徴です。

赤から緑赤にシフトするためには、

❶「敵や結果ばかり意識している、本来は大切だったチームメイトや家族にも赤をぶつけている自分」に気づく

❷まず、自分の体のコンディションを整えることに意識を向ける。例えば呼吸を整えたり、緊張した筋肉をほぐしたりしてみる。そして勝負や結果だけで安心を得ようとせず、別のこと（例えば、プレーできる喜びやこのメンバーで戦える一期一会の感覚、応援してくれる人への感謝など）で安心を得る（少しでも緑になる）ように工夫をする

❸体と心が整った状態でプレーをするということを中心対象にして試合に臨む

このような流れをたどると緑赤で試合に臨めるかもしれません。コントロールする対象は、相手チームや試合の結果ではなく、まずは自分の体のコンディション（神経）を整えること、ということです。そして、**赤で試合をしていた場合と緑赤で試合をした場合では、悩み方や体験が変わる**ということです。

④老後が不安で今何をやるべきなのか焦っているケース

「将来辛いことが起こるのではないか。だから今我慢して努力せねば」「老後に破産しないために今は必ず貯金して節約しなきゃ」――これは不安な状態に絶対なりたくないために行なう活動で、緑の少ない赤といえます。「将来の安定した暮らし」を考えて今安心しようとしているということです。

「満開の桜の下で、安心できる仲間と一緒においしい食事を食べていると、将来どうなるかわからないけど、今を大切にしてやりたいことを楽しもうと思えた」「地元の友だちと楽しく話をしたら、将来が気になって仕事を辞められないと思っていたけど、ぜいたくしなければ田舎暮らしをしてもいいかもしれない、今できることを後悔しない生き方を探っていこうと考えられた」

このような感覚は緑赤が反応しているでしょう。

「老後の安定した暮らしのための解決策」のみにこだわったり、それだけで安心を得ようとすると、赤に偏った力んだ生活になるでしょう。将来のための解決策だけで安心を得ようとすると、「今ここに存在するものとつながって安心できている可能性」

に気づかないかもしれません。
赤から緑赤にシフトするためには、

❶「将来の安定した暮らしばかり意識して、今安心する暮らしを意識していない自分」に気づく

❷自分の体のコンディションを緑に整えることに意識を向ける。例えば、五感を使って散歩をする、サウナに行くなどして、緑になるよう調整をする。そして、「自分が本当に大切にしたいこと」とつながるようにする

❸体や神経系を整えることを日課に取り入れつつ、将来だけではなく「今」も安心する生活を心がけてみる

という流れをたどると緑赤になることでしょう。コントロールする対象として「未来の暮らし」ではなく、自分の今の体のコンディション（神経）を整えることを、まずは優先させるという心がけです。そして、**赤で将来を考えていた場合と緑赤で将来を考えていた場合では、悩み方や体験が変わる**ということです。

赤と緑赤の「悩み方の変化」に気づこう

さぁ、赤と緑赤の違いは体験できたでしょうか。

もう一度まとめると、赤が濃いほど「不安や恐怖の状態から逃れようとする想い」あるいは「相手や状況を変えようとする想い」が強くなります。それは安全や安心を感じる感覚が少ない状態です。一方、緑赤は、体が安全感と安心感などを感じながら、能動的に活動している状態です。両者の違いを体験できると**「悩み方が変化」**します。問題が解決または解消されることもあります。

もちろん赤はダメで、緑赤でないといけない、と伝えたいわけでは全くありません。危険度が高いときは赤が必要です。

しかし、緑赤の神経系も使えるようになると、より効率良く活動できて、より長く活動できる可能性が高まります。そして赤と緑赤は、独立しているというよりは、グラデーションになっているとイメージするといいでしょう（98ページ参照）。

緑が多めの緑赤と、緑が少なめの緑赤などを考慮すると、さまざまなヒントや連想が湧くのではないでしょうか。

5-2 緑青のブレンドを仲間にしよう

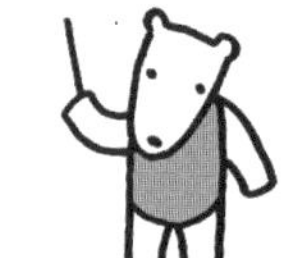

次の「ブレンドを仲間にする方法」は緑青についてです。まずは、青の神経と緑青の神経の違いを体感することが重要です。

青と緑青の特徴のおさらい

復習です。青はブレーキで、活動を止めるための生理反応と関連しています。呼吸、脈拍数、血圧などが低くなり、酸素をなるべく使わず省エネモードになって安心を得ようとする状態です。そうするために、呼吸は浅く小さく遅くなるでしょう。筋肉に力が入らないようになり、声も小さくなり、コミュニケーションを避けがちになります。血圧や脈拍などが低くなり、頭もボーっとなりがちで、生産的なことができなくなってきます。

赤が自分以外のところに意識が向いているのに対し、**青は自分以外に意識を向けられなくなり外側の情報をシャットダウンして取り入れないようになっている状態です。**安全を手に入れたいから、不動、フリーズ、省エネの状態になるのです。

青のみの状態は「やりたいけど、できない」「動きたいけど、動けない」「感じたいけど、感じられない」「話したいけど、話せない」という感覚です。そして多くの場合**「青（動かないの）は良くない」という感覚が混ざっている**ことが多いです。

この青に緑がブレンドされた緑青について思い出してみましょう。緑は、安全感、安心感、今ここつながっている感覚、「一緒」にという感じ、見守られている感覚といったキーワードで表されます。

このような**緑の感覚を感じながら、受動的で不動状態で省エネな状態が緑青**です。「安心して動かない」「安全を感じながら活動しない」「できなくて（しなくて）もＯＫ」「無理に話さなくてもいい」という感覚です。青と緑青の違いをイメージできるでしょうか？　このブレンド状態を体験したいのです。具体例を示しましょう。

①仕事や学校で疲れてしまい動けなくなってしまうケース

「残業続きのある日、職場から家に帰ったらいつの間にか寝てしまい、起きたら罪悪感」「連休明けの登校前、体が動かなくて学校に行ける自信がない」――このような状態は、**体がブレーキをかけて充電をしたくて省エネモードになっている青の神経が動いている状態**といえます。筋肉に力がなかなか入らず、血圧も低く動きづらく、言動も遅い状態です。

「いつの間にか寝てしまったけど、『お疲れだね、ベッドでゆっくり寝ててね』とホッとする声かけを受けて、その後もぐっすり眠れた」

「登校前に体が動かなかったけど、家族にマッサージをしてもらったら、固かった体がほぐれてきた」

というような感覚を得られたら、緑青の神経が働いているといえるでしょう。

青から緑青にシフトするためには、

❶エネルギーを使いすぎた結果、今の体は止まることで安全を確保していると気づく
❷気合いを入れようとはせず、体のコンディションを整えて、緑の神経が反応する工夫を試みる
❸省エネしている体に寄り添って充電されている感じを味わってみる

というような流れをたどると、緑青の状態になり回復に向かうことでしょう。赤の使いすぎによって青になった場合は、エネルギーが低い状態なのでどうしたらいいかわからなくなるときがありますが、自分が青になっていると気づくことが、体の調整を行なう第一歩になるでしょう。そして、**青で休んだ場合と緑青で休んだ場合では、悩み方や体験が変わる**ということです。

②想定外の場面に遭遇して体が硬直してしまうケース

「学校で友だちが先生に怒鳴られている場面に遭遇して、頭が真っ白になり体が動かなくなって怖くなった」「自転車に乗っている人が目の前で転んでしまった。助けたかったけど、私もびっくりして動けずどうしようもできなかった。何もできなくて

情けない感じがした」――このような状態は、**想定外の場面に遭遇して、体は命が危ないと察知したため急速に省エネモードになっている**ということです。青の状態は、「びっくりして腰が抜けた」と表現をすることもあります。

「『怒鳴っている人を見たらびっくりするよね』と保健室の先生が背中をさすってくれたら涙が出て、力が抜けてきた」

「びっくりして動けず何もできなかったけど、『腰が抜けることは誰でもあるよ』と一緒にいた人が笑顔で問題視せずに声かけしてくれたからか、なんとか立ち上がれた。しばらく座っていたら、穏やかに過ごすことができた」

ということような経験は、緑青の神経が反応しているといえるでしょう。

青から緑青にシフトするためには、

❶突然、想定外のびっくりした経験に遭遇したら体はブレーキをかけて止まる。自分がそういう状態であることに気づく

❷安全と安心が得られたら、急ブレーキから穏やかなブレーキにシフトするので、安心できる人に身を委ねたり相談したりして、体（神経）が調整されることを試みる

❸無理に頑張ろうとしすぎずに、安全な場に身を委ねたり、安心できる人と一緒にいると、ほどよく力が抜けてくるので、その「安心して止まった感覚」を味わう

という流れをたどると、緑青の状態になり回復に向かうことでしょう。

突然の驚く出来事に遭遇すると、急ブレーキのように青が反応する場合があります。動けないことに戸惑うとは思いますが、青になって止まっているのだと気づりるようにしましょう。体が安全を感じられたら動けるようになるという「予測」ができるようになると、回復していくでしょう。そして、**青で止まってしまう場合と緑青で止まる場合では、悩み方や体験が変わる**ということです。

③安心できない状態の中で動けなくなるケース

「馬鹿にされ陰口を言われている場面に遭遇して、あれから頭がボーっとして力ややる気が出てこなくなった」「失敗したことをみんなの前で先生に怒られてしまい、クラスメイトにも笑われた。誰とも話したくなくなって一人になりたい気持ちになり、声も出なくなってしまった」「大切なペットとお別れになってしまった。そればかり

考えてしまって、いつもしている生活に意識が向けられなくなってしまった」――このような状態は、**安全でなく安心できない場面に遭遇して**（**社会的に**）**命が危ないと体が察知したため、省エネモードになっている**と考えられます。

人間は社会的な動物ですから、青は物理的な命の危なさだけではなく、社会的な命の危なさにも反応すると考えられています。

震災、事故やケガ、大きな音といった、物理的な自分の命の危険（「生の脅威」といわれます）に対しては、人間も動物も、青の神経が省エネモードや固まる状態になって命を守ろうとします。

一方で人間は、社会、文化、常識、世間というものと、共につながりながら生きています。だからこそ、社会的に生きていけないと感じてしまう場面、あるいは大事な人（または生き物や物質）とのお別れの場面でも、青が反応し命の危険（生の脅威）と感じてしまうのが、人間の特徴です。

「この社会は安心できない」「このメンバーは安全を感じられない」「この村、文化、常識の中では見守られている感覚を感じられない」と体（神経）が感じたら、青でブレーキをかけて、その人々がいなくなるまで受動的に待ちながら止まっておくという生理反応が生じます。同時に無力感、劣等感、恥、無感動というような心理的反応が起こる可能性も高くなります。

また「安心できる人と離れてしまった」「安全な場所から離れてお別れになってしまった」という場面に遭遇したときにも、青の神経が働いて、安心できる人や安全な場所に遭遇するまで、省エネモードになって命を守ろうとすると考えられます。

「同僚から『あの人はいろんな人の陰口が好きな人で私もよく言われているよ。あなたは悪くないよ』と言ってもらえた。ボーっとした頭が動き出すような感覚を感じて、少し気分転換でもしようかなと思えた」

「クラスメイトが『一緒に帰ろう』と言ってくれて、帰り道の公園で黙って一緒にブランコに乗っていた。日が暮れる頃になんとなくクラスメイトに『ありがとう、明日も一緒に学校に行こう』と声が出せた。『いいよ、テンション低めでいいから登校しようよ』と言われて、なんだか笑顔になった」

「大切なペットとお別れした経験がある人と話すことができ、自分のペースでお別れしてもいいかもしれないと思えるようになった。するとペット以外のことにも意識が向くようになってきた」

このような経験は緑青の神経が反応しているといえるでしょう。

青から緑青にシフトするためには、

❶誰かとつながれない出来事に遭遇したら、青の神経がブレーキを効かせて体を省エネ状態にしているのだと気づく

❷無理に活動しようとせず、青でOKだと思いながら、体をタッチしたりゆっくり動くものを見たり、癒されるものに触れたりして、体（神経）を調整するように意識する

❸少しずつ安心できる人に接する。あるいは「青でOKだよ」というような言葉に接する。そうすると少しずつ緑青の感覚が生まれてくることに気づく

という流れをたどると、緑青の状態になり、回復に向かうでしょう。

つながりから分離してしまうと、人間は「脅威」と感じて青が反応して活動が止まりますが、自然現象であり当然の生理反応なのだということを思い出しましょう。当然の反応だと理解することで安心感が得られます。

緑青になり回復していくという経験や予測があると、生き方の幅が広がります。そして、**青で落ち込んでいた場合と緑青で落ち込む場合では、悩み方や体験が変わる**ということです。

青と緑青の「悩み方の変化」に気づこう

さて、青と緑青の違いはわかってきたでしょうか。

もう一度まとめると、「命の危険、生の脅威、社会的な離別」の度合いが強ければ強いほど、青の神経が濃く強く反応して、体にブレーキをかけて活動を止めます。緑青は、体が安全感と安心感などを感じながら、受動的で止まっている状態です。

もちろん青はダメで、緑青でないといけない、と伝えたいわけでは全くありません。緊急度が高いときは青が必要です。

しかし、緑青の神経系も使えるようになると、より良く生きていけることでしょう。そして青と緑青は、独立しているというよりは、両者はグラデーションになっているとイメージするといいでしょう（102ページ参照）。

緑が多めの緑青と、緑が少なめの緑青といった状態も考慮すると、さまざまなヒントや連想が湧くのではないでしょうか。いろいろな神経系の状態があると、適応方法も広がることでしょう。

5-3 ブレンドを語り合える仲間をつくろう

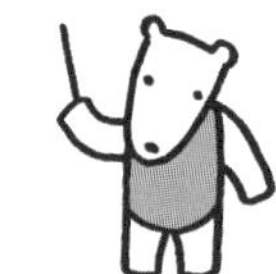

さて、ブレンドの概念はしっくりきたでしょうか。想定外の出来事に遭遇したら、赤や青の神経が反応するのは当然ですし、自然な生理反応です。

普段の生活から、緑の神経が活性化するように過ごしていると、危険な出来事に遭遇した場合に、赤が単独で反応するのではなく、周囲の様子にも目を向けながら緑赤で反応することが増えるでしょう。

あるいは、緑の神経がよく反応するような生活を普段からしていると、体はブレーキが必要だと思う出来事に遭遇した場合に、青が単独で反応するのではなく、穏やかなブレーキを効かせる緑青で反応する可能性が高くなるでしょう。

ブレンドを感じられるようになるには、**赤と青の生理反応・心理反応について肯定的に話し合える仲間と語り合う**こともお勧めです。同じような赤や青の体験をしたことがある人同士での語り合い（例えば、「〜の患者の会」「子育てママの会」などの〝あるある話〃ができるコミュニティ）によって、いつの間にか赤や青の生理・心理反応を共有できたり客観視できたり、「私だけではない」と笑えたりできて、安全で安心の緑で、赤と青を包み込むことができます。

このような体験談を共有しながら、自分の赤と青の神経を受容でき、歓迎でき、愛着を感じられるようになれれば、素晴らしいです。「**ブレンドを使いこなせている**」といえるでしょう。

再度繰り返します。緑赤は「安心して戦う」「安全を感じながら頑張る」「安心してイライラする」「安全を感じながら焦る」という感覚で、緑青は「安心して休む」「安全を感じながら省エネモードで過ごす」「安心してうつになる」「安全を感じながら落ち込む」という感覚です。ぜひ、体験者同士で語り合ってブレンドを仲間にしていきましょう。

以上「違った悩み方をするためにポリ語からヒントを得る」ための「ブレンドのつかいこなし方」についてここまで詳しく述べました。次の項では、序章で挙げた「ハウツーでうまくいかなかった2つの例」について振り返ります。また、「体が変わると心が変わる」ことについても、復習してみましょう。

5-4

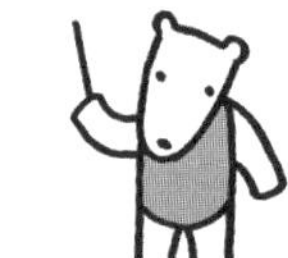

体が変わると心も変わり体験も変わる

心と体の関係性を研究する学問で、古くから「泣くから悲しいのか、悲しいから泣くのか」というテーマが議論されてきました。本書では、どちらの考え方も役立つと考えて採用しています。涙が出る感覚になっていると悲しい感情も湧きますし、悲しい感情が湧いてくると涙も流れることでしょう。

本書では、「泣く」という反応も、「悲しい」という反応も、どちらも反射的に起こってくる生理反応という考え方を取っています。意志で動かしている反応ではないため、自律神経系が影響しているからです。

本人の意志では変わらない「思考・感情・行動」がある

さて、「人の心」というは「思考・感情・行動」を指すことが多いです。この「思考・

感情・行動」は、一般的には生理反応というよりは、極端に言えば「本人がやりたくてやっている反応」と捉えられがちです（実際はそこまで極端ではなく、「無意識的にした」などという表現をすることもあります）。そのため、**「思考・感情・行動」は、本人が変えようと思えば変えられるものとして扱われています。**

本書では、その立場を否定しているわけではありませんが、それに加えて「本人の意志では変えづらい思考・感情・行動がある」という考え方をとっています。「**自動的思考・反射的感情・衝動的行動**」と表現すると違いを感じられるでしょうか。それらを自律神経系の影響を受けた生理反応として定義しています。

「刺激を受けた自律神経は、3色で反応し、生理反応はもちろん、思考・感情・行動も同時に反射的に反応している」ということです。そう考えたほうが、「回復に向かいたい」「元気になりたい」と困っている人に役立つことが多いという経験を、私は日々の臨床の現場でしているからです。

以上のことを踏まえると、**体が赤に変わると心も赤になり、体が青に変わると心も青になり、体が緑に変わると心も緑になる、**ということです。

つまり、体が赤から青に変わると、世の中の見え方も赤（例：みんな敵だ）から青（例：どうせ自分は嫌われている）に見える。あるいは、体が緑になると世の中の見え方や体験も緑（例：お陰様で助かっているな、感謝しよう）に見えてきて、実際にそのように体験できる、ということです。

以上を踏まえて、序章でお伝えした「その人の体がアンバランスになっているために〝出来事（事実）〟が問題として体験されてしまう」という考え方について振り返ってみましょう。

序章では2つの例を示しました。それぞれのケースについて、より詳しく考えてみましょう。

①「子どもの成績で赤になっているお父さん」の変化

序章で「我が子が授業についていけなくなり、成績が下がってしまう」と悩んでいるお父さんを紹介しました（26ページ参照）。おそらくお父さんは赤の神経が反応して「戦闘モード」になって我が子を助けたくなったのでしょう。

何か不安で危険な状況を予期して、赤の神経が活動していたのでしょう。そして「指導方法A」というものを見つけることができましたが、赤の状態が比較的強いまま、我が子とやりとりをしていたのかもしれません。

どのくらいの期間、お父さんの赤の神経が続いていたのかわかりませんが、お子さんに影響を及ぼすほどの強さだったと考えられます。お子さんからすると「指導方法A」の内容よりも、お父さんの赤の生理反応の情報量のほうが多くて、それに対処するためにお子さんの体の赤も反応していたのかもしれません。

そして、お子さんの赤の反応を感じて、お父さんの赤の神経がさらに戦闘モードを加速していく……という循環が起こっていた可能性があります。両者のどちらの赤が先かはわかりませんが、**自律神経は個人間でも影響し合います。これは、意志の力ではない領域での循環で、反射的なやりとりなのです。**

そこで、**イライラしてしまう感情も、「このままだとダメになるのではないか」という思考も、赤の神経が反応しているときには必要な感情や思考であり、自動的に反射的に出てしまう生理反応として、捉えてみる**のです。

出来事を「心だけの問題」にしてしまうと、「考え方を変えなきゃ」「怒りをコントロールしなきゃ」となるかもしれません。心だけを変えるのは難しいこともありますし、「変えるべき、変えなきゃ」という思いが出ている時点で、赤が反応していることは理解できるでしょう。

本書で提案したいのは、「まず自分の体や神経系を調整すること」です。

そのためには、赤の神経が反応して対応している自分に気づくことがスタートです。赤が反応している自分に気づき、体や神経系を調整してみましょう。

体の神経が緑、つまり穏やか・緩やかといった状態になるように調整してみましょう。呼吸をゆっくりにしたり、水を飲んだり、あいうべ体操をしてみたり、歩いてみたり、遠くを見たり、体にタッチをしたりなど、五感を使うことで体や神経が緩やかになるかどうか、観察してみましょう。第4章にある、緑を活性化する方法の中から、何か選んで実践してもいいかもしれません。

少しでも体や神経が穏やかなほうに落ち着いてきたら、緑の神経が反応しているということです。緑赤で「その出来事」に臨むことができるでしょう。

そうすると赤の状態のときとは、思考や感情がいつの間にか変わっているかもしれません。思考や感情を変えるというよりは、いつの間にか変わっている（「といいな」という心持ちでいる）という体験ができると、素晴らしいです。

このようにして「その出来事」に臨んでいると、また赤の神経が反応しだしてくるかもしれません。そうしたらまた頃合いをみて、同じように緑の神経が反応するように体を調整してみましょう。ちょうど「マインドフルネスの三角形」（165ページ参照）に似ています。

中心対象を「体が緑になるように調整する」ことに置くのです。「緑に中心を置く」↓「出来事に集中すると次第に赤になっていく」↓「赤になり続けている自分に気づく」↓「中心対象に戻る」という三角形をイメージするといいでしょう。

そうすることで緑赤の神経状態で「子どもに勉強を教える」という出来事に臨むことができます。「遊び感覚で子どもに勉強を教える」「実験心で子どもに勉強を教える」「楽しみながら一緒に勉強をする」というような感覚になるかもしれません。

このようになったら素晴らしいです。**「調整しながら出来事に臨む」という感覚を、本書では大切にしています。**

②「母親の介護で落ち込んでしまう娘さん」の変化

序章ではもう一つ例を挙げました。「認知症と診断を受けた母親が身の回りのことができなくなってきた」という出来事に遭遇して、何度か「B式食事法とC体操」を試すも反応が鈍い母を見て、ついつい悲しくなって落ち込んでしまう娘さんの例でした（27ページ参照）。

おそらく、このような状況の中で娘さんの青の神経が反応して、娘さんを省エネモードにしようとしたのかもしれません。青が「いったんお母さんから距離を置いて充電したい」と言っているのかもしれません。

悲しく落ち込んでしまう感情も、「何をやっても私はうまくいかないのかもしれないという思考」も、青が反応しているときに自然に出てくる生理反応と考えてみましょう。

体と心は連動しています。青の目的は充電することです。**「本当に、私は何をやってもうまくいかない」のではなく、「青が充電したがっている」——つまり疲れているというサインをその思考で表現している、**という考え方です。

1例目と同様、この出来事を心だけの問題にしていると、「考え方を変えなきゃ」「悲しみや落ち込みをコントロールしなきゃ」となるかもしれません。心だけを変えるのは難しいこともありますし、「変えるべき、変えなきゃ」という思いが出ている時点で赤が反応したのちに青も反応するという、青赤の状態になってしまいかねません。

本書で提案したいのは、「まず自分の体や神経系を調整すること」でしたね。そのためには、青の神経が反応して対応している自分に気づくことがスタートです。青が反応している自分に気づき、体や神経系を調整してみましょう。

神経が緑の状態になるように調整してみましょう。呼吸をゆっくりにしたり、水を飲んだり、あいうべ体操をしてみたり、歩いてみたり、遠くを見たり、体にタッチをしたりなど、五感を使いながら体や神経が緩やかになるかどうか観察してみましょう。第4章にある、緑を活性化させる方法の中から、何か選んで実践してもいいかもしれません。

緑は安心できる人とのつながりでも得られるので、人と話すこともいいでしょう。ただ青が強いと、人と話すこともしんどくなるので、無理のない範囲でやってみましょう。人と会うまでは大変ですが、会ってみたら緑が反応するということは起こり得ます。

少しでも体や神経が穏やかなほうに落ち着いてきたら、緑の神経が反応していることです。緑青の状態で「その出来事」と距離を置くことができるでしょう。

そうすると青の状態のときから、思考や感情がいつの間にか変わっているかもしれません。思考や感情を変えるというよりは、いつの間にか変わっている（「といいな」という心持ちでいる）という体験ができると素晴らしいです。

もしかしたら「一人で抱えなくてもいいかもしれないな」とか、「たまにはリフレッシュするのもいいものだ」といった考えが勝手に浮かぶかもしれません。そのような緑青が体験できると、神経系がシフトした実感を感じられるでしょう。

そうして「その出来事」に再び臨んでしばらくしたら、また青の神経が反応しだすかもしれません。そうしたらまた頃合いをみて、同じように緑の神経が反応するように体を調整してみましょう。

先述したように、これは「マインドフルネスの三角形」に似ています。中心対象を「体が緑になるように調整する」に置くのです。「緑に中心を置く」↓「出来事に集中すると次第に青になっていく」↓「青になり続けている自分に気づく」↓「中心対象に戻る」という三角形をイメージしてもいいでしょう。

そうすることで、緑青の神経状態で「その出来事」とは距離を置いて自分をケアしたくなったり、「自分を充電することはＯＫなんだ」といった感覚になると、３色の神経に助けられるシステムが働いていると考えられます。

「私がダウンしたら共倒れになるから、自分をもっといたわらなきゃ」「誰でも歳をとれば物忘れぐらい出るのは当たり前か」「いろいろやりたがらない母も、ある意味ではかわいいものだな」というような感覚が増えてきたら「省エネモード」「ゆったりペースもＯＫ」という緑青を感じられているということでしょう。**「調整しながら出来事と距離をとる」という感覚を、本書では大切にしています。**

＊＊＊＊＊

以上、ポリ語から見た心と体の関係性、ブレンドの概念、そして「出来事や問題」との距離のとり方について、紹介しました。

ハウツー本で悩みを解決することも大切ですが、本書で大切にしているのは「悩み方」です。あるいは「悩みや問題」に対応する際の「あり方」です。悩みや問題を解決する方法ではなく、悩みや問題との距離感も含めた、悩み方・あり方です。

感覚的なものも含まれているので文章でお伝えすることが難しい領域なのですが、ポリ語を使うことで何かしら共有できたら、と思ってあえてお伝えしています。少しでも読者のためにこの価値が伝わったら嬉しくて、私の緑が反応します。

5-5 コミュニケーションでポリ語を使いこなす方法

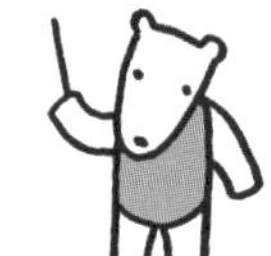

今度は、相手とのコミュニケーションでポリ語を活かす方法について見ていきましょう。なお、ここでのコミュニケーションは、大切な人との会話をイメージしてください。

この方法を一言で言えば、「**相手が『赤と青はそのままに。緑を活かした生活を』ができるように手伝う**」ということです。

「だったら本書を渡せばいいじゃないか」という声が聞こえてきそうです。確かにそれも一つの方法です。試してみてくださいね。

ただ、一人では難しい人もいるかもしれません。一緒に何かの目標を持ちながら共同作業をすることを通して、「『赤と青はそのままに。緑を活かした生活を』について体験できる」ことが大切です。

あなたも相手も「アクセルである赤」と「ブレーキである青」を使って人生という

道を進んでいます。その道はカーブもあれば、デコボコ道もあることでしょう。そのため、赤と青の程度を調整する「加減」が必要です。その加減をする際に、緑の神経がベースに働いていると、「いい加減」にできます。

あなたが緑をベースに「いい加減で歩んでいる」というモデルになれると、相手も「いい加減に歩む」ことができやすくなります。

相手がどんな神経系の状態にいるか観察する

では具体的に見ていきましょう。まず**相手が今、どんな神経系の状態にいるのかを観察する**ことが大切です。

相手が使っている言葉だけではなく、非言語的な様子が重要です。話すスピード、声の大きさ、顔の表情、筋肉の力み具合、全体的な落ち着き具合、普段の食事、睡眠などで、相手の体の状態を観察するクセをつけましょう。

その様子から、相手の状態が赤なのか青なのか、考えてみましょう。

赤なら、体がアクセルを踏まれ、戦いに向かっていて、急いで何かを終わらせたがっていたり、逃げたがったりしているかもしれません。あるいは青なら、体にブレーキがかかって、動けなかったり、生産的な活動ができないといった、省エネモードになっているかもしれません。

赤でも青でも「そのまま」が基本でしたね。あなたは**相手の赤や青の神経に対して、「そのままでOK」「それでいいよ」という緑の感覚で接してみましょう。**そうすることで相手が赤であれば「緑赤」、青であれば「緑青」になる可能性が高まります。

我が子がイライラしている場合にどうすればいい？

例えば、我が子が「勉強がわかんない！」とイライラしていたとしましょう。親としてその赤の様子を見ると、こちらも赤になって当然です。ただそこで「あ、子どもの赤が移って私の赤が反応した」と自分が気づければ素晴らしいです。さらに「自分が赤になるのと同じように、この子も赤になるのは当然だ」と思えれば、あなたの緑が反応している（観察モードになれている）ということです。

あなたが緑をなるべくキープできている生活をしていると、日頃から「穏やかなブレーキ」が発生します。すると、我が子の赤の神経に対しても「穏やかなブレーキ」で反応することができる、というわけです。

例えば、笑顔で穏やかな口調で「勉強がわからなかったらイライラするよね」と背中に手を当てながら声をかけてみたり、「いったん、机から離れて一緒に外の空気を吸おう」と誘ってみたり、「おつかれさま、とりあえず水を飲もう。乾杯」と二人で頭や体を冷やしてもいいかもしれません。我が子の神経が緑青になれるようなかかわりということですね。

少し落ち着いたら、遊びやゲーム性を持たせてかかわることにトライしてもいいでしょう。部屋を歩きながら一緒に勉強してみたり、片足立ちをしながら一緒に単語を覚えたり、タイマーや音楽を使いながら勉強してみることを一緒に実験してみるのもいいかもしれません。

いかがでしょうか。赤が続いている体の状態を観察できて、穏やかなブレーキを一緒にかけて、緑赤という遊びや自由さをブレンドしながら「学習」に臨めるように誘っている様子が伝わるでしょうか。

もしこのとき、赤が強めであったら、「緑青」の時間を長めにとってブレーキをかける、あるいはクールダウンに誘ってもいいかもしれません。

我が子とあなたとの信頼関係が構築されていて、あなたとの交流で緑になりやすい

緑を相手にプレゼントしよう

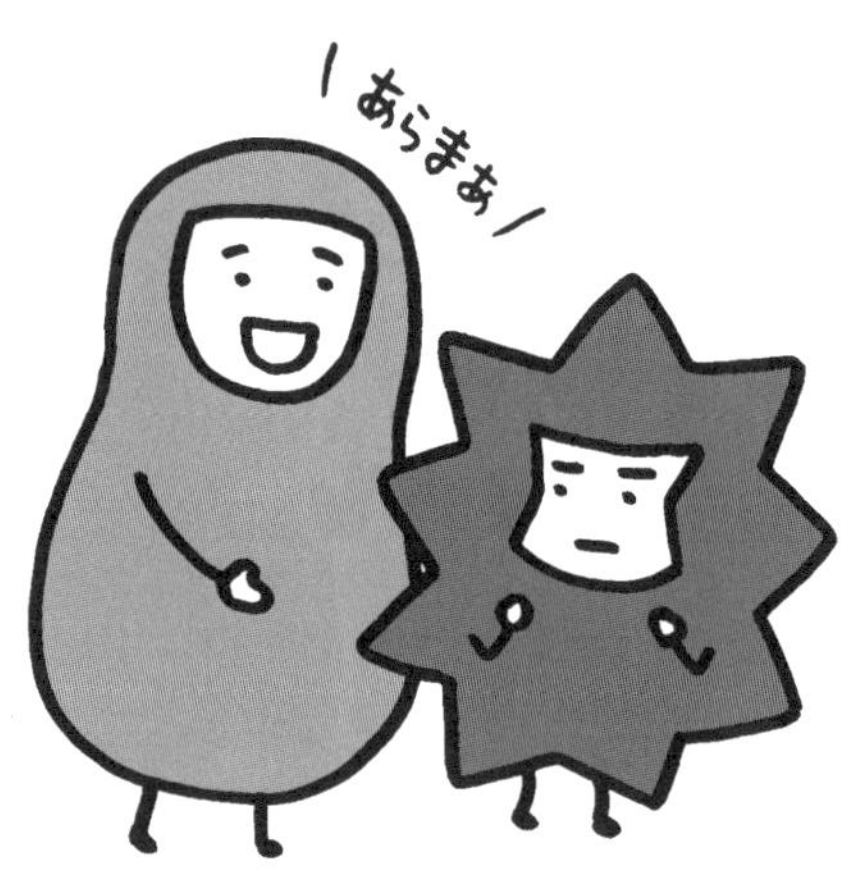

関係性になっていたら、このようなかかわりがスムーズにできることでしょう。**こちらの緑を相手にプレゼントしやすい**ということです。

このようなかかわり方ができると、我が子が赤や青の状態に偏りすぎていても、緑の状態にスムーズに戻れる確率が高くなります。緑赤や緑青の神経で過ごす時間も増えてくるでしょう。**緑の神経で過ごす時間が長ければ長いほど、アクセル（赤）とブレーキ（青）の、ほどよい調整（チューニング）ができる**ということです。アクセルとブレーキの行ったり来たりが、よりなめらかで柔軟に行なえるというイメージです。

「相手が赤になっていることに気づい

て、自分が距離をとりながら緑に調整して、緑赤で接する」というかかわり方は急にはできないかもしれません。

もしそれがしづらかったら「自己調整」をメインに行ないましょう。自分が緑でいる時間をなるべく長めにとって、相手の赤に強く反応しにくいときに、緑赤の状態でかかわってみることをお勧めします。

「相手を変えて安心すること（赤）から、自己調整を優先すること（緑）」に主眼を変えてみるのです。

5-6

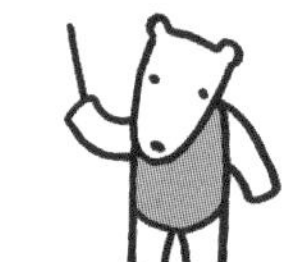

調整しながら会話をしてみよう

ここで一つの会話例を示しましょう。この会話例を見ながら「一緒に緑を使いながら活動していく」ということについて考えてください。

ある上司Aさんと部下Bさんの会話です。上司（課長）がバランスを崩すも自覚して、自己調整しながら部下をリードする様子がわかっていただけると嬉しいです。

家庭でストレスを抱える上司と部下の会話の例

この1週間、Aさんは小学3年生の娘が学校になかなか行きたがらないということについて、妻や担任の先生と話す機会が増えていて、ストレスを感じていました。そんなある日の会社での出来事です。

部下Bさん（以下B）

「課長！　今月末までの書類がなかなか進まず半分しか書けていないのですが、見てもらえますか？」と早口で慌てた様子で話してきました。

（Bさんは赤の神経がやや濃い状態でAさんに接してきたということです）

上司Aさん（以下A）

「えー!?」とやや大きな声が出てしまいました。

「『任せてください』というから任せたのにあと10日しかないぞ」とBさんに伝えます。

（ここ1週間家庭でも赤の時間が増えていたため、Bさんの赤の様子からAさんの体は危険を感じとり、Aさんも赤になりやすかったのでしょう）

B「課長が『いつでも相談していいから』とおっしゃったから今相談しているのですけど！　私だって別に怠けているわけではなくて、まとめているけど困ったからちょっと確認してほしかったのです」とやや強めの口調で事情を説明してきました。

（いつもの課長の対応とは違って、焦らせてくるなぁと内心思いながら、少し想定外の反応だったため、Bさんの赤がより反応したのでしょう）

上司Aさんは部下Bさんがやや強めの口調になっている様子を見て、ハッとして一瞬頭が真っ白になってしまいました。

A「あ、ごめんごめん。今少し忙しいからあとで話そう、そこに書類を置いておいて」と返答しました。

（Bさんの様子を見てAさんの青が少し反応して体にブレーキがかかったようです。いったん距離を置きたかったのか、話すタイミングをずらすことを提案しています）

B「あとでっていつですか？　お昼までに回答いただけますか？」とややイラついた様子です。

（いますぐ見てもらえると想像していたが、これも想定外だったため、赤になったBさんの体はなかなかブレーキがかからなかったようです）

A「書類をじっくり読んでからコメントをしたいから11時にしよう」とBさんに伝えました。

そしてAさんはいったん部屋を出て、会社のロビーで書類に目を通すことにしました。ロビーへ早足で向かっている自分に気づき、少しゆっくり歩くようにしました。

赤の自分に気づくことができると、少しブレーキがかかります。

歩きながらAさんは「ここ最近、娘のことで赤になっているから、ついBさんにも赤で反応している自分がいるな」と気づきました。

Aさんは「ポリ語の勉強会で習った〝調整〟を試すチャンスかもしれない」と思い、とりあえず温かいお茶を飲みながら落ち着いた気持ちで書類を読むことにしました。「まず自分の緑が反応することを優先するんだった。赤や青はそのままでよかったんだな、確か」と心の中でつぶやきながら、ロビーで温かいお茶を1、2分飲んでいました。

（安心して休んでいいという緑青の状態といえるでしょう。勉強会の仲間のつながりを感じながら「これ」をやってみようという感覚は緑赤といえるでしょう。仲間とともに価値観を共有した経験（協働調整）から、Aさんは自己調整ができているといえるでしょう）

朝よりは落ち着きを感じとれたAさんは、この状態でBさんと話すとうまくいくかもしれないと手応えを感じました。11時になってAさんはBさんの机に行きました。

A「Bさん、書類の件ありがとう。よかったらこれを食べて」と笑顔で、Bさんの好きなハチミツ飴（あめ）と書類を渡しました。

A「時間のない中でよくここまで仕上げたね」とAさんもハチミツ飴を口に含んで笑いながらねぎらいました。

B「そうですよ課長。朝の課長の様子を見たら、課長が私に仕事を伝えた経緯を忘れていたのかと焦りましたよ。ハチミツ飴、いただきます」

A「いやー、そうだよね。それは焦るしイラッとしてしまったよね？　ごめん、ごめん。たぶん私でも慌てる（笑）」

（AさんはBさんが赤になることもOKだと肯定的に受け取っていることを伝え、緑の空間を作っているのでしょう。またBさんの好きなハチミツ飴を一緒に食べながら話すことによって、緑をブレンドしようと試みているのでしょう）

B「それで、あの書類は良かったのですか」

A「そうそう、よくできているよ。締切も気になるだろうし、きちんとした書類を作らないといけないと力んでしまうかもしれないけど、仮に失敗したとしても私がどうにかするから安心して残り10日で取り組んでみてくれないか」

（Bさんが安心して取り組むことが重要であることを伝え、力まないでもらいたいことを強調しているのは、「Bさん自身が緑の体も大切にして仕事ができる人になってほしい」というAさんの想いからでしょう）

B「そう言ってもらえると安心しますよ。私の好きなハチミツ飴も用意してくれますし、課長はまさに「アメとムチ」がうまいですよね（笑）」

A「気づいた（笑）？　仕事はアクセルとブレーキのバランスが重要だから、アメとムチという考えとまさに似ているよね。10日しかないという感覚かもしれないけど、意外と10日間ってアクセル全開では続けられないからブレーキも大事にしてよ」

とAさんは軽い柔軟体操（首を回したり腕を曲げ伸ばししたり）をしながら、ブレーキの大切さを伝えました。

（体をほぐすことも大切だよと言葉では言わなかったのですが、実際にAさんが上半身のストレッチを行ないながら伝えることで、緑青のテンポで大切なことを伝えられたようです。何を伝えるかということも大事ですが、どのような神経系（色）で伝えるかも重要とAさんは思っているようです）

B「そうですね。確かに今月はジムやサウナに行っていないから、今日か明日に行ってみましょうかね」

（Bさんなりの緑赤や緑青の時間のつくり方が本人の口から出てきました。緑の会話ができてくると、本人にとって役立つアイデアも出やすくなります）

A「いいね。サウナみたいにリフレッシュや充電の時間を設けると、頑張りたいときにエネルギーを発揮できるものね」

（緑赤と緑青のバランスが大切だと再度強調しています）

さていかがだったでしょうか。Ａさんも人間ですから、赤や青になることは自然にあります。そんな中で「赤と青はそのままに。緑を活かした生活（仕事）を」をテーマとして心がけているＡさんの様子が示されていると思います。

Ａさん自身が日頃からこのテーマを心がけているからこそ、想定外の出来事に遭遇しても緑赤と緑青で対応できるのでしょう。

また、Ａさんは部下のＢさんと対応する際に「**協働調整**」を意識していました。このケースでの協働調整のポイントを列挙してみます。

- 自分の体（神経）の色に気づく
- 自分の緑の神経が反応するように工夫する
- 相手の体（神経）の色を観察する
- 相手の神経が赤や青になることを肯定する（赤や青になる事情を理解する）
- 相手の赤や青の神経が反応することを肯定しつつ、少しずつ「穏やかなブレーキ

（緑）」のブレンドを試みる
- 相手の体（神経）の色に緑がブレンドされてきた様子を観察する
- 緑赤や緑青の神経が反応していることをフィードバックする
- 緑赤や緑青の神経が反応することの大切さ（赤と青はそのままに。緑を活かした生活を）を共有する

このようなプロセスをたどりながら、一緒に「**アクセルとブレーキを緩やかに行ったり来たりと調整しながら活動する**」ことを経験することで、相手の人も一人で、このような調整ができるようになるかもしれません。

＊＊＊＊＊

本章の内容は、これまでの章で紹介した、3色の基本的な理解を踏まえたものです。「自分自身で調整できるようになる」が基礎編とするならば、「緑やブレンドを誰かに渡して影響を及ぼすかかわりができる」は応用編ともいえるでしょう。

大切な人とコミュニケーションをする際に、あなたの緑を相手に伝えることができたら素晴らしいです。本書の著者として、最高に嬉しいことです。

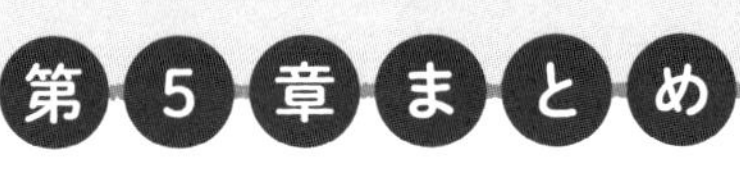

第5章まとめ

- 赤と緑赤の違いを体験して、仕事や作業を行なう際に緑赤で対応してみましょう
- 青と緑青の違いを体験して、ストレス場面に遭遇した際に緑青で過ごしてみましょう
- ブレンドで生活できるようになったら、大切な人にも緑のリズムやテンポを手渡してあげましょう
- まず自己調整をしてから、相手と協働調整してみましょう

第6章

体にもっと関心を

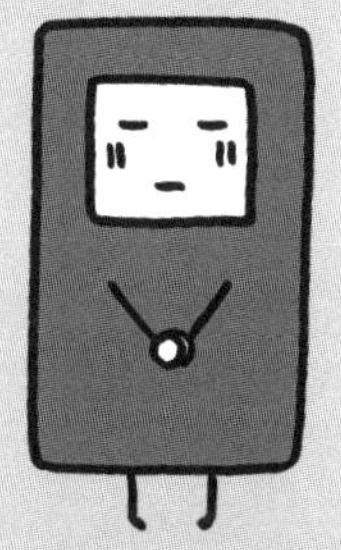
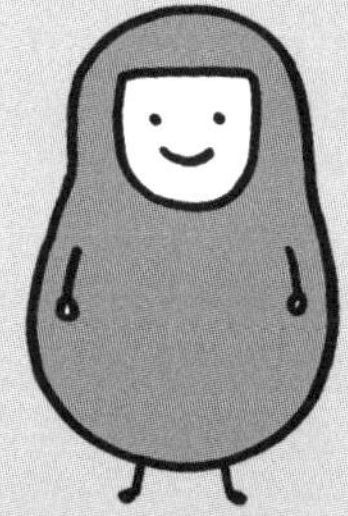
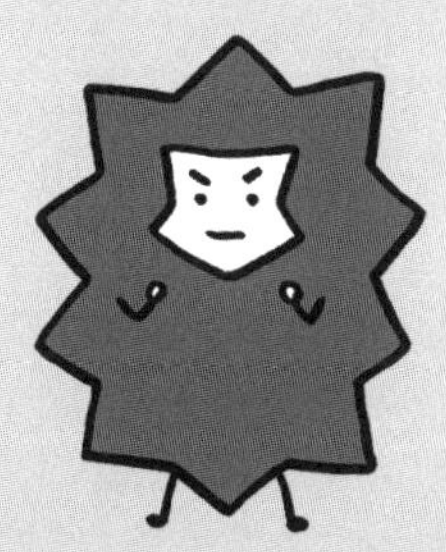

6-1

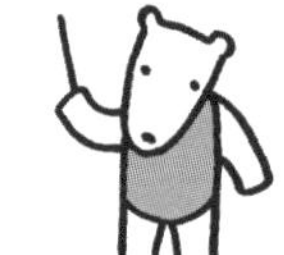

「体を知って整える方法」をいろいろと学んでみよう

さて、ポリヴェーガル理論やポリ語を学んでみて、皆さんも自分の体や体を整えることに少し興味が出てきたのではないでしょうか？

体はあなたの命を守るために一生懸命働いています。その体の素晴らしさをポリヴェーガル理論やポリ語以外の面からもぜひ学んでいただき、「体を整える方法」の選択肢を増やしてほしいと思います。私も実践していて、お勧めする「体を知って整える方法」をいくつか紹介しましょう。

◆①神経整体

その名の通り神経にアプローチする整体です。普通の整体治療院は、筋肉や骨、関節にアプローチする施術がメインです。一方で、整体治療院に通院される方が抱えている症状は「痛みがある」「動きづらい」「内臓を含めた循環が悪い」といったものが多いのです。これらの症状は、すべて神経が関連しています。神経整体は、この視点からのアプローチを試みる整体です。自律神経にもアプローチするので、ポリ語との親和性も高いと思います（興味のある方は「神経整体T－group」で検索してみてください）。

◆②療育整体

神経発達症（発達障害）の子どもたちのために発展した整体です。自律神経を整えることもできるので、本書との親和性もあります。療育整体を開発した松島眞一先生は、自身も発達障害の娘を持つ父として多くを学んだ経験から、服薬なしでできる発達援助方法を模索し、療育整体を開発しました。「親が子どもにできる整体」なので、理解と実践がしやすくお勧めです。

◆③原始反射へのアプローチ

胎児の頃は、ストレスや衝撃を感じると、体をぎゅっと瞬間的に固めたり、両手両足を瞬間的に広げたりするなどの反射が起こります。これを「原始反射」といいますが、この反射が、赤や青の神経が働いたときに出る人がいます。すると「呼吸がしにくい体」「感覚を適切に感じにくい体」「スムーズな動きや姿勢を取りにくい体」になってしまいます。そこでエクササイズをしながら体を整え、呼吸・感覚・動きがスムーズになるよう支援する方法が、「原始反射へのアプローチ」です。詳しくは巻末に掲載している灰谷孝さんの書籍などを参考にしてみてください。緑になる工夫のひとつです。

◆④分子栄養学

栄養と自律神経の関連は、近年注目されてきています。分子栄養学は、自分が何をどのように食べているか、栄養が吸収・排泄できる体になっているかなどを理解するのに役立ちます。特に本書でも重要視している迷走神経は、「脳－腸相関（脳と腸のかかわり）」に関連した神経とされています。分子栄養学を学ぶことで、腸ケアにも関心を向けることができ、緑になる方法が増えることでしょう。

このように皆さんも、さまざまな「体を整える方法」をたくさん学んで実践してほしいのです。学んだうえで「体が緑になるか」実験してみることは、非常に健全な試みであると思います。

6-2

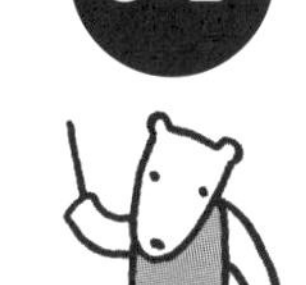

私の体は私の所有物？

あなたは生まれてから死ぬまで「あなたの体」と一緒に過ごしています。ずっと一緒にいるので、いることが当たり前に感じていることでしょう。そして「自分の所有物」のように感じていると思います。

しかし、あなたの体はあなたの所有物でしょうか？　「自分の体」にも命があって、自然界の一部に存在する生き物です。「所有物」や「物」として認識できるでしょうか？念のため伝えますが「自分の体を所有物と見なしてはいけない」と言いたいわけではありません。ただ所有物と見なすと「上下関係」「コントロールする側とされる側の関係」「支配－被支配の関係」が生じやすいとは思います。

例えば、「私は、本やペンを使って生活している」を考えた場合、「私が本やペンを所有し、支配し、コントロールしている」「私のほうが本やペンより優れている」と考えてしまう可能性があるということです。

さらに本やペンを、「ペット」「植物」「家族」「友人」「同僚」などに言い換えてみるとどうでしょうか？　それらとの「支配－被支配の関係」を決して望んでいなくても、「所有物」と認識すると、そのように認識してしまうリスクが出てきます。

あなたの体は道具ではない

だからこそ、「**体は私が支配し、コントロールする道具ではない**」という考え方も持ってほしいのです。私たちは、つい「体は私の欲求や欲望を満たす（だけの）道具」と考えてしまいがちです。

「私」は、生きることに、環境に適応することに、競争に負けないように努力することに、恥ずかしくない生き方をすることに一生懸命です。そのため、体には「頑張ってもらって、自分の道具としてしっかり働いてもらう」ことを強いてしまいがちです。

体は生き物です。言葉は持っていませんが、さまざまなサインを持ち主である「私」に伝えてきます。その原型は「快－不快という身体感覚」です。「なんとなく気持ちがいい」「なんとなく気持ちが悪い」というような感覚です。

成長するにつれて、自分の身体感覚よりも、他人、世間、思考、言葉などのほうが重要視されてしまいます。体とコミュニケーションをとる機会が減ってきてしまうのです。

いかがでしょう、「私」と「体」の違いを感じられるようになってきたでしょうか。もう少し、体についてイメージを膨らましてほしいので、話を続けます。

人間の体は1種類ではない

この世にはいろいろな動物がいるように、人間の体もいろいろな体があるのです。例えば、大雑把ですが「遠くの物がよく見える体・見えにくい体」「ある音がよく聞こえる体・聞こえにくい体」「感覚に敏感な体・鈍感な体」「記憶力が良い体・悪い体」「集中力が高い体・低い体」「手先が器用な体・不器用な体」など千差万別です。**いろいろな体があるため、我々は他人と「同じ体験」をしているとは限らない**のです。

「相手も同じ体験をしているだろう」という推測のもとに、我々はコミュニケーションをとっています。しかし、生物はさまざまな方向に進化し続けることで生き続けますから、同じ体験ではなく違う体験をすることによって、生き延びる確率、あるいは種を保存する確率が高くなる面もあるのではないでしょうか。

「体の状態はさまざまである」ということについてポイントをまとめてみましょう。

我々の体は、次のような特徴があります。

- もともと生まれ持った気質が異なっている
- 同じものを体験しても、同じように見えて、聞こえて、感じているとは限らない
- 経験が人それぞれ違うため記憶も人それぞれ違う。そのため出来事に対する反応も人それぞれ違う
- さまざまな内外の刺激に自律神経が反応する

「体の状態」というのは、本当にさまざまな特徴があり、さらにどんどん変化しています。だからこそ、他人と同じ状態になるのは不可能です。「気質」×「経験・記憶」×「自律神経」×（ほかにも要因はたくさんあります）……といったように、さまざまな要因が複雑に絡み合っているからです。

つまり何が伝えたいかというと、**「私」がコントロールできないほど、「私の体」は変化し続けているのです。「私」が想像できないほど、「私の体」は変化し続けている**

のです。「私」が想像できないほど、「私の体」はさまざまな状態になっているのです。

体は所有物という表現では表せないほど、コントロールしにくいもので、常に変化していて、想像できないほどの状態になり得ます。そのような意味で**「私の体」は「私」とは別物と考えたほうが自然**かもしれませんね。

私と体は「運転手」と「車」の関係のようなもの

私と体を分けて考える際に、「運転手」と「車」にたとえることがあります。

体が赤になっている人を理解するには、「ちょっとアクセルを踏んだだけでスピードが出てしまう車」「ブレーキを踏んでもなかなか急には止まらない車」に乗っている運転手の気持ちを想像するといいかもしれません。

そう考えると、不眠で困っている人、多動で周囲を困らせている子ども、ついイライラしてしまう人、仕事が忙しくて休めない人など、赤になっている人の気持ちに共感できるかもしれません。

体が青になっている人を理解するには、「ちょっとブレーキを踏んだだけですぐ止まってしまう車」「アクセルを踏んでもなかなかスピードが出ない車」に乗っている

運転手の気持ちを想像するといいかもしれません。

そう考えると、日中も眠気が強い人、注意が持続せずボーっとしてしまう子ども、ついつい自暴自棄になってしまう人、仕事や学校などに行けない人など、青になっている人の気持ちに共感できるかもしれません。

そして、赤や青の生理反応や心理反応でお困りの人も、「私」と「体」を分けて捉えてほしいのです。「体のバランス」の問題である可能性を考えてほしいのです。あるいは「体が生理的に反射している」可能性を考えてほしいのです。

あなたがイライラや不安で困っているとしましょう。それはあなたの性格ではなく、あなた自身が問題なのではなく、体のバランスが問題なのです。あなたの赤の神経が頑張っているのです。赤の神経が過敏に反射しているのであって、あなたが問題ではないのです。

あなたが無気力や孤独な気持ちで困っているとしましょう。それはあなたの性格ではなく、あなた自身が問題なのではなく、体のバランスが問題なのです。あなたの青の神経が頑張っているのです。青の神経が過敏に反射しているのであって、あなたが問題ではないのです。

あなたがメンタル疾患で困っているとしましょう。それはあなたの性格ではなく、あなたが自身が問題なのではなく、体のバランスの問題で、さまざまな神経が反射した結果なのです。

あなたが発達障害（神経発達症）で困っているとしましょう。それはあなたの性格ではなく、あなた自身が問題なのではなく、体のバランスの問題で、さまざまな神経が反射した結果なのです。

このように考えたほうが、当事者に役立つことが多いと、私は思います。

見方を変えると見えてくるもの

ここで、本人を問題視する描写の文章と、バランスが崩れて反射してしまう体となんとか生活している本人を描写している文章を比較したものをいくつか挙げてみましょう。

- あの子は多動児だ、落ち着かない子だ、ウロウロしたがる子だ
- あの子は「落ち着かない体」と一緒になんとか頑張って暮らしている子だ

・あの人は仕事へのモチベーションが低く、指示待ち人間だ
・あの人は「意欲が湧きにくく、誰かのリードが必要な体」と一緒になんとか頑張っている人だ

・うちのパートナーはいつもイライラして攻撃的な性格だ
・うちのパートナーは「脈拍や血圧が勝手に上がりやすく、穏やかになりにくい体」とともに過ごして苦労している人だ

いかがでしょうか。比較してみて何か感じることはありますか？

車の問題や不具合でスムーズな運転ができなくなっているのに、運転手の問題とされると、どうしようもなく理不尽に感じますよね。同じように、体の問題や不具合でスムーズな生活や会話ができなくなっているのに、本人の問題で性格が異常だとされると、どうしようもなく理不尽に感じることでしょう。

「運転手と車」のたとえのほかに「騎手と馬」のたとえを使う人もいました。こちらのほうがわかりやすいという人もいるでしょう。馬には車にはない「命」がありま

すから。

いずれにしても、**「本人」と「体」を別に捉えるという視点を持つことで、本人を過剰に責めなくなる**のではないかと思うのです。そうすれば本人の性格改善よりも、体の調子を整えること、自律神経を調整すること、体のバランスを整えることのほうに意識が向くのではないでしょうか。そのような意味で「体を整える方法」について、いろいろなやり方を知って実践することで、あなたの可能性が広がるのだと思います。

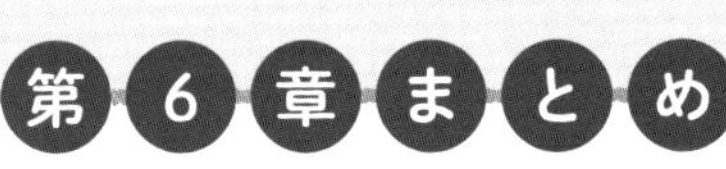

第6章まとめ

- 体を整える方法として「神経整体」「療育整体」「原始反射へのアプローチ」「分子栄養学」などからもヒントを得よう
- 「私」と「体」を分けて考えることで、「私」や当事者を過度に問題視する悪循環から抜け出せる
- 体の「状態はそれぞれ違うし、日によっても異なっている。同じ体験をしているとは限らないので、そのときどきの体の状態を大切に観察しよう

おわりに

ここまで読んでくださって本当にありがとうございます。最後まで読んだあなたは「ポリヴェーガル理論」と「ポリ語の使い方」の入門編は十分クリアしたと思います。あとは実践です。安心できる人、信頼できる人にぜひ伝えてみてください。

また、インプットだけでなく、アウトプットもしてほしいのです。体や神経を観察し調整することはスポーツと似ています。スポーツは体で覚えていくものですし、神経の調整の仕方も同じです。やりながら（いつの間にか）覚えていくものです。

「**赤と青はそのままに。緑を活かした生活を**」――これをキーワードに実践していただきたいのです。

本書を作成するにあたって、さまざまな人の応援が力になりました。日本実業出版社の細野淳さんには、いつも背中を押していただきました。「吉里さんのポリヴェーガル理論の説明はわかりやすいのでぜひ世の中に発信しましょう」と応援してもらい心強かったです。ありがとうございます。

本文でも紹介しましたが、3色で表現するポリ語を発信できるようになったのは、心理師仲間の四葉さわこさん（リノバランス）のおかげです。いつも応援してもらい緑の神経でつながりを感じています。ありがとうございます。

また、難解なポリヴェーガル理論を丁寧に粘り強く私にご指導してくれる津田真人先生（自然堂　治療室・相談室）のおかげで、本書を書くことができています。いつもご指導ありがとうございます。

ポリヴェーガル理論についてわかりやすく楽しく教えてくれるメンターの山口修喜さん（オフィスＰｏｍｕ）にも感謝の気持ちでいっぱいです。

神経整体を含めた「体と心の素晴らしさと不思議さ」についてご指導していただいている吉岩久志先生（よしいわ療術院　神経整体）との時間は、３色の自律神経系を毎回体感できる、とても貴重な時間です。頭でっかちになりやすい私を「体験学習」させてもらっています。ありがとうございます。

「勝手に発達する身体を育てよう」を合言葉に、楽しく優しくわかりやすく整体をご指導してくれる松島眞一先生（療育整体院・ゆらぎ）にも感謝申し上げます。松島先生との経験の中で、どんな人でもいつまでも、神経は発達するという実感を持てています。

体と発達については、灰谷孝さん（株式会社　Ｉｎｎｏｃｈ）から多くのことを学んでいます。イノチグラスの可能性も含めて、今後も一緒に遊んで学びたいです。ありがとうございます。

そして本書の出版を楽しみにして待ってくれているDMWクラブの皆さん、ポリ語研究会の皆さん、株式会社DMWを応援してくれているすべての皆さん、本当にいつもありがとうございます。皆さんが応援してくださるので、想いを伝えたいモチベーションがキープできています。たくさんの縁のエネルギーをいただいています。

本書を通じて「体への愛着」「体への可能性」「ポリ語への可能性」を感じられた人がいましたら、とても嬉しく思います。オンライン勉強会も随時実施しています。ポリヴェーガル理論を使った支援にご興味がある人がいましたら、ぜひ、ご縁をいただけたらと思います。お待ちしております。

最後までお読みいただき、ありがとうございました。

吉里恒昭

参考文献

四葉さわこ（2019）ポリヴェーガル理論イラスト画像&動画セット　合同会社リノバランス

四葉さわこ（2023）ポリヴェーガル理論でわかる困った時の自己調整　合同会社リノバランス

津田真人（2019）「ポリヴェーガル理論」を読む―からだ・こころ・社会―　星和書店

津田真人（2022）ポリヴェーガル理論への誘い　星和書店

浅井咲子（2017）「今ここ」神経系エクササイズ「はるちゃんのおにぎり」を読むと、他人の批判が気にならなくなる　梨の木舎

浅井咲子（2021）不安・イライラがスッと消え去る「安心のタネ」の育て方 ポリヴェーガル理論の第一人者が教える47のコツ　大和出版

伊藤二三郎（2022）ポリヴェーガル理論で実践することも支援―今日から保護者・教師・養護教諭・SCがとりくめること　遠見書房

梅村武史（2023）成功するチームは「遊び」でつくる：新感覚チームビルディング　産業能率大学出版部

白井剛司（２０２４）　部下との対話が上手なマネジャーは観察から始める　―ポリヴェーガル理論で知る心の距離の縮め方―　日本能率協会マネジメントセンター
中川れい子（２０２２）　みんなのセルフタッチング　日貿出版社
今井一彰（２０１４）　あいうべ体操と口テープが病気を治す！　鼻呼吸なら薬はいらない　新潮社
東豊（２０２１）　超かんたん 自分でできる 人生の流れを変えるちょっと不思議なサイコセラピー　遠見書房
東豊（２０２４）　マンガで学ぶセルフ・カウンセリング　まわせＰ循環！　遠見書房
松島眞一（２０２３）　療育整体　勝手に発達する体を育てよう　花風社
灰谷孝（２０１６）　人間脳を育てる　動きの発達＆原始反射の成長　花風社
灰谷孝（２０２４）　いのちのめがね 眼鏡屋さんが明かすパフォーマンス向上法　ＰＨＰ研究所
鈴木亮司（２０２３）　「脱力」はなぜ体にいいのか　痛みと疲れを1分でとる体操　青春出版社
鈴木郁子（２０２３）　自律神経の科学　「身体が整う」とはどういうことか　講談社

三木成夫（2013）　内臓とこころ　河出書房新社
三木成夫（2013）　生命とリズム　河出書房新社
堀田修（2020）　自律神経を整えたいなら上咽頭を鍛えなさい　世界文化社
神田橋條治（2019）　心身養生のコツ　岩崎学術出版社
神経整体T-group　https://shinkei-seitai.com/
ステファン・W・ポージェス（花丘ちぐさ訳）（2018年）　ポリヴェーガル理論入門　心身に変革をおこす「安全」と「絆」　春秋社
K・L・ケイン／S・J・テレール著（花丘ちぐさ／浅井咲子訳）（2019）　レジリエンスを育む　―ポリヴェーガル理論による発達性トラウマの治癒　岩崎学術出版社
高山恵子ほか（2023）　こころの安全・安心をはぐくむ不登校支援　学事出版

吉里恒昭（よしざと　つねあき）
臨床心理士、公認心理師、医学博士。フォーチュンビレッジ代表。株式会社DMW取締役。
心療内科、精神科の現場でカウンセラーとして20年以上の臨床経験を持つ。うつ病、依存症、PTSD（トラウマ）など、様々なメンタル疾患に対して「からだ・こころ・発達・対人関係」の側面からセラピーを行っている。専門的アプローチはブリーフセラピー、ナラティブアプローチ、マインドフルネス、ポリヴェーガル理論、整体など。2020年から支援者（カウンセラーなど）を対象としたオンラインスクール（DMWクラブ）を開講。最新メンタルヘルスやポリヴェーガル理論を支援者が使えるようになるための学び場を提供している。
著書に『心療内科の臨床心理士が伝える最新メンタルヘルス入門』（リボンパブリッシング）、『はじめての「最新メンタルヘルス」入門』（セルバ出版）。日経メディカルAナーシングにて「ナースのためのポリヴェーガル理論」を連載中。

「ポリヴェーガル理論（りろん）」がやさしくわかる本（ほん）

2024年4月20日　初版発行
2024年6月1日　第2刷発行

著　者　吉里恒昭
発行者　杉本淳一

発行所　株式会社日本実業出版社　東京都新宿区市谷本村町3−29 〒162-0845
編集部　☎03-3268-5651
営業部　☎03-3268-5161　振　替　00170-1-25349
https://www.njg.co.jp/

印刷・製本／中央精版印刷

ISBN 978-4-534-06094-5　Printed in JAPAN